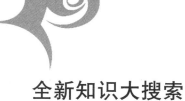

全新知识大搜索

人体的奥秘

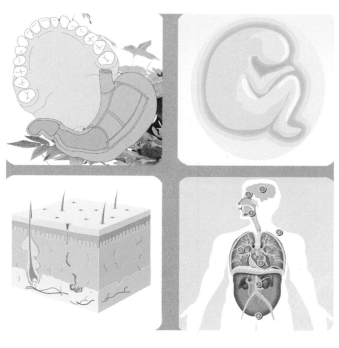

高殿举　主编

吉林出版集团股份有限公司

前言

这本《人体的奥秘》小册子，是在人体解剖、人体生理、人体病理等知识基础之上，介绍些现代发现和应用的有关"人体"的新知识。有的知识看似很平常，没奥秘，但它从广视野、深层次予以诠释。就是这些新知识把我们带到了新时代，活跃并扩大了我们的新视野，丰富也更新了我们的新生活。

在人类走向21世纪的今天，由于医学、生物学、工程学等领域的突飞猛进的发展，人体解剖、生理、病理方面的理论知识也在不断发现、不断更新、不断进展，到目前已经达到了新的高度。

时代在前进，人们不仅需要有科学和经济的头脑，更需要也应该有一个健康的体魄。如果有人竟敢用健康开玩笑，甚至把健康抛到九霄云外去，那么，医院就会让你掏腰包，阎王就会点名要。

有人说，"人类进入21世纪就是一个竞争时代，生活节奏越来越快，没有点拼命精神怎行呢？"然而，竞争忙碌的朋友啊！万不可用生命当筹码无限消耗人体，到头来失去了健康悔之晚矣。一个人长期生活在疾病的痛苦折磨中，甚至生活在不能自理，尿便在床，财产如金山有何用？幸福又从何而言呢？那样的人生质量就变得可怜了。

人体健康是人生第一财富，应该千方百计地关注。人体可分为三种状态：第一状态就是健康，是最美好的；第二状态就是疾病，是最痛苦的；第三状态是以上二者之间的疲劳。三种状态之间是互相动态变化的，长期的疲劳状态得不到恢复，就会转化为疾病状态。如果疲劳时能够得到及时休整或调解就会恢复健康，如果继续拼搏消耗，就会出现疾病。疾病状态经过积极的治疗能恢复健康，可是如果人体陷入困境之中，疾病达到危及生命时，就是亡羊补牢也无济于事了。所以，首先人们要增强健康观念和增加健康意识。其次，人体需要及时调整、控制节奏、适度补养、无病早防、有病早治。这样健康就会永远陪伴着……

21世纪被科学界确定为"人类的健康世纪"。WHO（世界卫生组织）前干事长中岛宏博士说，"许多人不是死于疾病，而是死于无知"。就是说，健康意识和健康知识对于人体健康是何等重要。过去认为，身体没病就是健康。可是，20世纪末叶医学模式发生了改变，健康的内涵也扩大了，医学及健康概念包括：身体、心理、环境和社会等因素。如今健康已经不是没病，还包括适应环境、自我愉悦、人际和谐、需求适度等多个方面。

人的健康15%～20%取决于遗传因素，10%～15%取决于医疗保健，20%～25%依赖于环境，而生活方式和条件则占50%～55%。由此可见，健康文明的生活方式对人体的健康是多么重要。近年来，科学家们制定了一个健康系列工程：即"健康意识、健康知识、健康方法、健康投入、健康检测、健康储蓄"。当然，这里的每一项都有具体的要求条件，只要遵照执行，健康长寿是大有希望的。

朋友们！健康是人生的一切和根本，快乐是人生的最高境界，有了健康才能有快乐。健康是财富和幸福的前提；健康是延年益寿的基石。

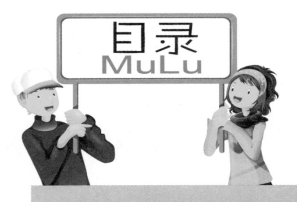

目录
MuLu

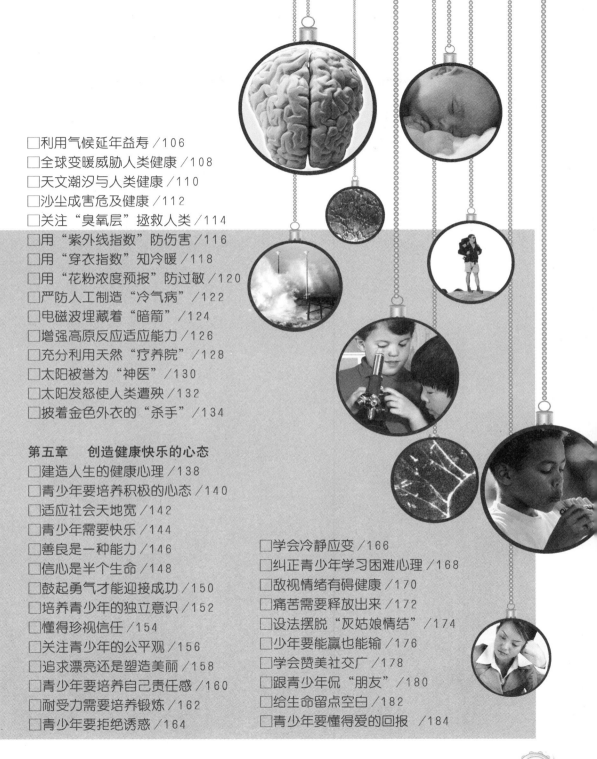

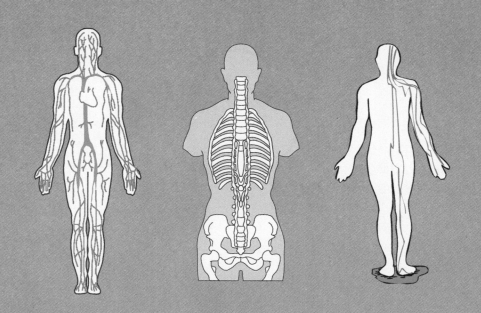

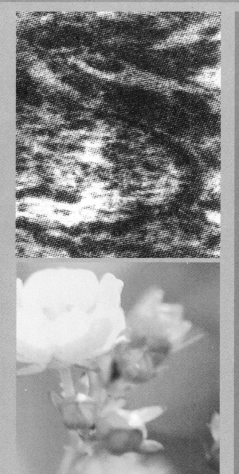

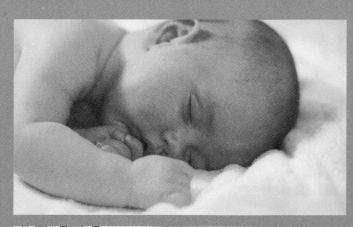

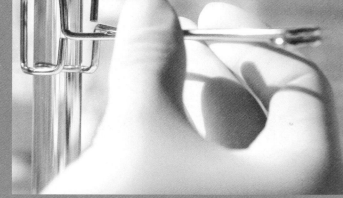

第一章　走近人体生命医学

　　基础医学是研究医学的基础知识的学科，包括人体解剖学、人体生理学、生物化学、微生物学、药物学、病理学等。我们的身体是由哪些组织、器官和系统组成的，它们各自具有哪些功能，又是怎样组成一个统一的整体呢？应该说，基础医学在 20 世纪有了很大的发展，但是仍比其他学科的发展速度要缓慢一些。

　　人，认识自己的身体经历了一个漫长的历史过程。只有在科学技术飞速发展的今天，在前人对人体认识的丰富知识的基础上，运用各种现代化的仪器设备，经过大量的医学实践和科学研究，才得以对我们的身体有了越来越多的了解。

　　人体处在不断的发展变化之中，不仅仅是从个体的一个卵细胞和精细胞结合又分化为复杂的生命有机体，从胚胎过程还表现出人类从动物进化到人的全部步骤。在母体内的"十月怀胎"从"不像人"的早期胚胎，逐渐变得"像人"。新生儿降生后，身体的结构和功能逐渐发生许多变化，牙齿陆续长出，颅骨的前囟逐渐闭合，身材逐渐长高，更重要的是神经系统发生了深刻变化。新生儿的脑重量只有 350 克，1 岁时猛增到 1000 克，7 岁时达到 1200 克，成人时才到 1400 克左右。人的脑细胞约有 140 亿个。如果将人脑的全部记忆能力比作一个电脑硬盘，那么一个记忆超强的人，即使能把大英百科全书背下来的人，他的"记忆硬盘"也只使用不到 10% 的空间。

　　当今信息时代，人体生命的本身还有许多未知数……

　　就拿标示着人类遗传的基因组学的研究来说吧，尽管成功地公布了人类基因组序列草图，但是对于基因的种类、顺序、排列、功能等效应了解得还甚少；蛋白质组学领域里的研究几乎还是从零开始，人类对于千变万化的蛋白质知之甚少，至于蛋白质的合成几乎还停留在 20 世纪中叶的水平上；神经生理学关于记忆生理的研究还刚刚起步，记忆的机理，记忆的移植，记忆的储存等等还有许多难题；基因治疗学科还刚刚摆开阵势，人类约有 3700 多种遗传病都与特定的遗传基因变异或缺陷有关，这些医学棘手的难题亟待解决；威胁着人类健康的 21 世纪的疾病：如生活方式疾病、心理障碍性疾病、性传播疾病等的防治问题还需要付出艰辛的努力……

　　基础医学的前景非常广阔，艰难课题非常繁多，有待科学家们尽心努力攻克。

感谢太阳塑造生命

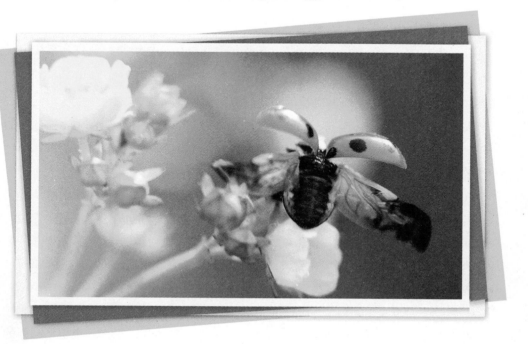

太阳，有着旺盛的生命力，也有着取之不尽的能量。它以自身的火热，普泽万物，昭示世界，使生命得以永恒。

生命，真像一只火炉，火炉需要经常加煤、添水，不断地消耗能量，才能热气腾腾。生命时刻都有心跳、呼吸、维持体温、新陈代谢，尤其是走路或劳动，全身300多条肌肉在收缩， 脑细胞在忙碌，这些都需要消耗能量。据科学家测算，一个成人在静止状态下，每昼夜要消耗 10 041.6千焦热量。这些热能能把24升水从零度煮到沸腾。若再推算一下，全世界61亿人口， 一天就消耗掉612.5拍焦热能。这些巨大的热能相当于47.9万个丰满发电站一年发出的电能，能把31个松花湖水煮沸。至于动物、植物、微生物消耗的能量更是无法估算了。

再说生命的起源。应该说，没有太阳就没有生命。据古生物学家考证，远在30多亿年前， 地球上有适宜温度、必要的水分、适合的空气、充足的光和热，及各种元素组成比例适当，这些是生命产生的五大重要条件。其中的光、热，或者温度是太阳送来的。有了这些条件，地球上的"碳、氢、氧"等元素才能进行化学进化，经过亿万年的演变才诞生了蛋白体——生命。生命在阳光雨露的滋润下，从无到有，从简到繁，从低级到高级，从单细胞到多细胞，经过几十亿年的进化，才有了今天的动物、植物、微生物三大类群，百万余种。人类生命的进化也有100万年了，人类是从热带和亚热带丛林里生活的古猿，经过"沧海桑田"的自然变化，由猿人、古人、新人的演变，从直立行走到用手劳动。在劳动中发明了工具，产生了语言，使器官和大脑不断发达，发展到现代人。所以说，自然界与人类的生命演变和生理活动是离不开太阳的。

生命消耗的能量如此巨大，那么什么是供应这些能量的源泉呢？那就是太阳能。大家知道，太阳是个高温发光放热的星球。尽管地球仅获得了太阳光波的三十亿分之一，但就这很小部分的光波，不仅给地球送来了光明和温暖，还给世界送来了无穷无尽的能量。像植物的光合作用就是叶绿素在阳光的照射下，利用无机物、空气中的二氧化碳和水制造有机物的最大最古老的化学反应。有人做过统计，整个地球上的绿色植物一年内将太阳能转化为化学能大约相当于2000万亿千瓦·时电。合成的糖类物质约为25亿吨。还有脂肪、蛋白质和维生素等物质。动物虽然不能直接利用太阳能制造所需的养料，但可以间接地从植物身上取得。因此完全可以说，自然界的所有生命能量物质都是源于太阳能。生命之树所以能够郁郁葱葱繁衍昌盛长达30多亿年，应该归功于金灿灿的太阳。

有了太阳的光和热，宇宙才充满生机，人类才能昌盛，历史才能蓬勃发展。我们能在今天的人世间走一程应该衷心地感谢太阳！

蛋白质组学是人类又一目标

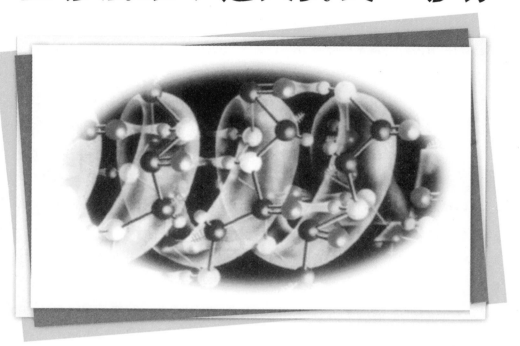

随着人类基因组框架图的完成，科学家发现人类的基因总数与小鼠、果蝇乃至酵母的基因数目相差无几，远不如生物性能的差别那么巨大。是什么原因造成生物之间迥然不同的生命现象？在后基因组时代首先要回答的问题之一是：基因是在什么地方、什么时候翻译成蛋白质的。因此，蛋白质的大规模研究（蛋白质组学）应运而生。

蛋白质组学是当今生物领域中极其活跃的学科，它不仅是功能基因组研究中的核心部分，也是一个国家生物技术发达与否的指标。蛋白质组学集中体现了当代基因学、计算机学、分析仪器学、生物化学等学科的最新发展水平。

蛋白质组学研究极具魅力的特点是它的实用性，它的信息有可能直接应用在生物产业中，产生极大的商业前景。在过去的一年里，无论学术界还是工业界，蛋白质组研究都在急剧升温。2000年发表的有关蛋白质组学的学术论文数量，居然3倍于过去若干年有关文献的总和。2001年4月美国举行的国际人类蛋白质组学会议正式成立了人类蛋白质组学组织（HUPO），中国北京华大基因中心派刘斯奇为代表参加了大会，并注册成为该组织的发起成员。

蛋白质组学研究最大的潜力是药物筛选。蛋白质组学研究要比基因组学研究复杂得多。蛋白质组传递生物信息与基因组也显著不同，其种类以及表达水平呈现出空间和时间上的动态性。同一个细胞的蛋白质组在不同时期、不同组织中的蛋白质表达水平是完全不同的。例如各种癌症的早、中、晚期的特定蛋白质是不同的。根据这一点，不但可以利用蛋白质行为和功能改变诊断疾病，还可以进行药物筛选。目前已知约有95％的药物靶分子是分布在细胞的不同位置上的蛋白质，尤其是膜蛋白。蛋白质组学研究可以广谱地测定药物在同一时间、同一细胞、同一组织中的表达，用来检测现有的药物和加快新药的开发。利用基因工程的手段，科学家已经生产了很多基因重组的蛋白质产品，如干扰素、胰岛素等。可以预见，大规模、高通量的蛋白质组研究将会极大地加速药物的筛选和靶蛋白的发现。

我国基本上与先进国家的科学家们对于蛋白质组学的研究是站在同一个起跑线上。与当年我国正式开展人类基因组研究比较，其人力和条件都有了很大的改善：有了一批具有大规模生物科研经验的年轻队伍；在北京、上海若干国家重点研究室里装备了世界一流的蛋白质组分析仪器；经具备了有足够强大的蛋白质组分析能力；蛋白质组研究正处在一个高发展期，许多相对成熟的生物技术都可望一展雄风。相信，蛋白质组学的研究很快会硕果累累，成就辉煌。

珠蛋白是大脑的"蓄电池"

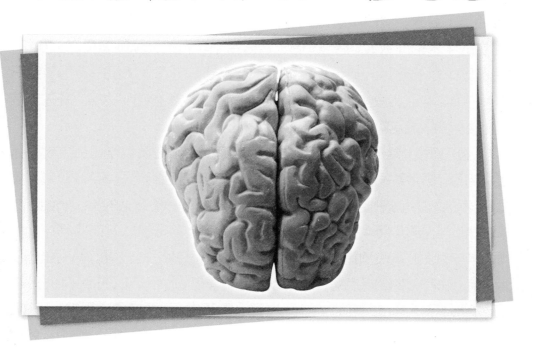

　　人类对自己的认识远远不够，尤其是对人的大脑更是知之甚少。然而，20世纪90年代科学家们开始下功夫了。"人类脑计划"——对大脑的探索，是当前与基因研究并驾齐驱的科学热点。研究人员特别注意到大脑中的一类物质——蛋白质的重要性，因为它们是与各种化学信使同时产生，或协同作用，或是化学信使产生的原因和结果。

　　在脊椎动物中珠蛋白有两种形式：一是血液中的血红蛋白；二是肌肉中的肌红蛋白。但是今天又在神经系统中发现了第三种珠蛋白。这种珠蛋白在神经系统中随处可见，主要存在于大脑，故称为神经珠蛋白。大脑中的珠蛋白之所以引人注目，是因为它的功能是贮存和运送氧气，而且神经珠蛋白与严重危害人生命和健康的中风、老年性痴呆症密切相关。

　　大脑中的部位不同，神经珠蛋白存在的水平有很大差异。研究表明，神经珠蛋白的功能是帮助神经组织获得氧气。比较分析提示，这是多细胞生物进化早期珠蛋白家族分化的成员。从进化的观点看，神经珠蛋白的出现可能是生物适应环境生存而创造的一种特殊需要或机能。只要神经珠蛋白能传递氧气，神经活动就能维持和存在。

神经组织所需要氧气量极大，如大脑只占人体质量的2%，但它消耗着人体20%的可供氧气。在大脑局部缺血状态下，贮存在神经珠蛋白中的氧气可以及时出来帮助维持神经功能。就像心肌细胞中的肌红蛋白那样，也是让氧气进入神经细胞的线粒体。例如，大脑局部缺血对脑细胞产生半数最大损害的平均时间在皮质区是19.1分钟，而在海马回则为12.7分钟。海马回神经珠蛋白保有量是皮质区的1/4，也就是说海马回对局部缺血的敏感性比皮质区高得多。比如说，当皮质区断电后，大量的神经珠蛋白能起到蓄电池作用，不足以维持海马回的需氧要求。所以海马回对大脑局部缺血的耐受性差是因为神经珠蛋白的表达较低，因而无法获得救急氧气，结果成为脑细胞死亡的二次因素。用这个原理解释人们较为常见的大脑疾病——阿尔茨海默氏症就更为清楚了。此症患者大脑的海马回中神经珠蛋白的表达是最低的，这对于海马回神经组织损害既可能是原因，又可能是结果。因为，阿尔茨海默氏症患者大脑海马回存在大量神经纤维的缠结和衰老神经细胞的结节斑块，它们是该病神经细胞退性变化后的形态学特征。由于珠蛋白较少出现，造成了该区域的组织和细胞较多和较快地损害和死亡，反过来，死亡的脑组织又阻止珠蛋白在海马回出现。

据现在发现的神经珠蛋白表明：这些分子可能参与了神经系统自身的进化，神经珠蛋白参与供氧，可以改善神经功能，并使神经细胞在疾病后有幸存活下来。如果有一天科学家能提取出来神经珠蛋白，给脑神经细胞供应进去，就会治疗许多疾病。

试管婴儿普降人间

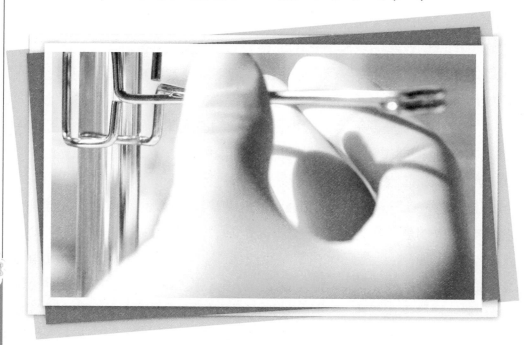

　　"试管婴儿"是个形象性的说法，在医学上称为"体外受精胚胎移植"。这是前无古人的现代高科技的产物。

　　1978年7月25日中午，在英国北部的一个小诊所里，世界上第一个"试管婴儿"通过剖腹产手术来到了人间，她就是现在30岁的路易丝·布朗。从此之后，30多万个"试管婴儿"相继在世界各地出生。路易丝的父母不能正常生育，所以才有路易丝·布朗这个"试管婴儿"。

　　现代医学证明，人类自然生育机理是：精子和卵子结合，受精卵在母体内，一边下落到输卵管，一边开始分裂，经过3～4天，当受精卵变为64～128个细胞时到达子宫，并固定在子宫内膜上，俗称"着床"。此后细胞继续分裂，组织分化，器官形成，通过脐带接受母体营养，经10个月左右，婴儿从母体生出。这就是人的正常生育过程。由此可见，一个婴儿的诞生必须具备：一是生育材料，即精子和卵子；二是生育环境，健康的母体；三是生育条件，正常的营养供给。如果男方和女方生殖器官发育不成熟或者有缺陷，就会引起不孕，即不能生育。经过科学家的调查，不孕夫妇在已婚人群中约占1％，在中国有300万个家庭。对于盼儿盼女心切的不孕夫妇，"试管婴儿"的诞生，不能不说是个巨大的福音。

"试管婴儿"是科学技术发展到一定阶段的科研新成果。据英国人工受精和胚胎研究管理局资料显示，1996年1月至1997年3月15个月内共进行了3.7万例体外受精手术，其中有5500例诞生出成活婴儿，成功率为15％，比1985年的8.6％提高了近一倍。我国从1984年至1988年仅4年成功率为7.7％。1988年3月6日共和国第一个"试管婴儿"郑萌珠在首都医院诞生了，这个重3900克的健康女婴就是甘肃省吕县左长林与郑桂珍夫妇的亲生女儿。1998年5月29日晚，中央电视台在黄金时间，以生动形象的画面，向全国介绍了我国"试管婴儿"的发展动态。郑萌珠一家人也与观众见面。那时我国已有500多位"试管婴儿"了，可是，许多都隐姓埋名。

尽管"试管婴儿"的出现令人鼓舞，但也有叫人担心的地方。美国1986年发生的"M婴"案件便是一例。"M婴"是29岁的妇女玛丽·怀特黑德根根据一项"借腹生殖"合同怀孕生下来的。出生后因谁是其真正的母亲争执不休，直至闹到法庭。令科学家担心的还有两种情形：其一，实施人工受精，父母双方和医院严格保密，"试管婴儿"若干年后可能相爱成婚，导致近亲结婚的危险系数增大；其二，"试管婴儿"既可以培育新的优良人种，也能由于社会认识和利用不好，为人的生育带来威胁。虽然"试管婴儿"日趋成熟，由于造价昂贵，也不是一般不孕夫妇所能接受得了的。但是，这项技术为生命的新起点开辟了新的里程。

"克隆羊"的冲击波

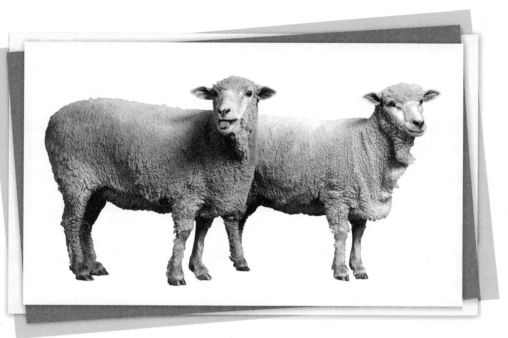

　　1997年2月27日，英国的《自然》杂志刊登了苏格兰爱丁堡的罗斯林研究所使用体细胞核克隆技术，培育出一头名叫"多莉"的小绵羊。这一科研成果引起全球性的震动，掀起了巨大的冲击波，社会各界都在广泛的关注。有人甚至将这一研究成果衍生为科学家将来能够完全复制人的重大新闻。3月4日美国总统带头声明，严禁克隆研究，并禁止政府资助克隆人的研究课题。随后不少国家政府发表声明，大有将克隆动物技术扼杀在摇篮之势。

　　一个科研成果，何以能引起如此巨大反响？说到底，人们担心的就是将来是否有一天会出现 "克隆人"？克隆出来的人与被克隆的人在形体、外貌、智力、经历是否完全一样？克隆出来的人对人类社会、法律、家庭将会发生什么影响？对人类遗传、行为、健康和进化将会带来什么后果？

任何事物都有它良好的一面,也有它不利的负面效应。人们担心的也就是为今后人类社会发展所带来的许多潜在的负面效应。这主要表现在人类进化受阻、性别失调、家庭关系受损、血统关系混乱、法律界定不清、人际关系乱伦、社会伦理无法规范等。如果我提供了体细胞核,你提供了卵细胞质,她提供子宫作为胚胎发育环境……那么,谁是父?谁是母?谁是子?人伦何在?法律、家庭、伦理、道德如何规范?有权有势力、战争元凶们能否一代又一代复制自己?这一切与情、理、法都不相容,也是善良的人们不愿意看到的。

但是,人类是有理智的。应该相信科学家们是不会为别有用心的人所利用的。人类社会的正气是占主导地位的。人类社会已经进入文明时代,若充分发挥出良好的一面,也会给人类带来不可估量的大发展的前景。例如,英国科技委员会在3月20日就该技术发表了专题报告,指出要重新考虑以前的决定,认为过去那种盲目禁止这方面研究并不明智,关键在于怎样制定条例来规范这项研究,让它更好地为人类造福。他们认为,目前克隆技术至少能在几个方面造福于人类:促使人类对生物生长发育机制的探索,特别是发现能影响生长和衰老的因素;为异种器官移植提供重要的研究手段,以便改造动物器官为人类利用;利用动物脏器做生物反应器(相当于发酵罐)大量生产人类需要的食品和药品;为科学实验提供更理想的动物;培养家畜家禽优良品种;克隆技术还能保存和繁殖地球上即将濒临灭绝的动物,将动物血液改造成为人类能使用的血液等方面可起到无可替代的作用。

我国卫生部门对"多莉"羊的诞生也召开了专家座谈会。许多专家都持同样的观点,既要看到不利的影响,也要看到进步的意义。只有保持科学的态度和精神,才能永远地对人类进步和社会发展起到促进作用。

基因治疗正在启动

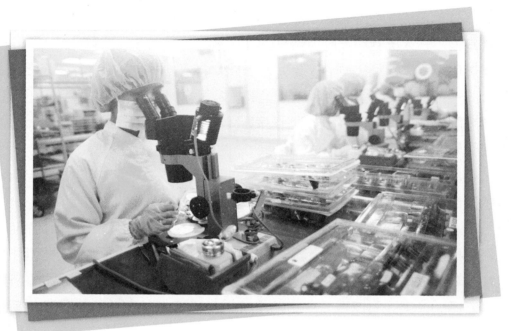

现已查明，人类的遗传病约有 3700 种。遗传病是特定的遗传基因变异所致，也有些疾病与基因引起的改变有关。许多遗传病是当前无法治疗的，是医学界棘手的难题，大多数是难治之症或不治之症。基因就存在于人体细胞核内的脱氧核糖核酸（DNA）分子的一个片段上。它是由一定数目的核苷酸按一定顺序串联而成。基因的大小甚为悬殊，每个基因平均由上千个核苷酸对组成。

近年来发展起来的基因工程学终于揭开了这个谜。就拿遗传病白痴为例来说吧。白痴是细胞中制造半乳糖酶的基因出了毛病，治疗本病需要补充正常基因。这种把从根本上改变基因结构，重组或修饰病变基因，称作基因治疗。从此，为人类的遗传病的治疗开拓了新的领域。基因疗法要求治疗物质必须穿过细胞膜进入细胞核，这是药物史上从来没有过的作用方式，是真正的"核武器"。

1971年，西德试用基因工程治疗白痴病人，首先用生物刀把大肠杆菌细胞中能分解半乳糖酶的基因切下来，装在一种噬菌体上；再把这个噬菌体送入病人细胞中，细胞接纳并运用这个基因后，就能自身产生半乳糖酶，而且还能传给后代细胞，这样就可以把白痴病治愈。

1976年美国学者科纳拉用人工办法合成了第一批人工合成基因，为基因治疗提供了新的手段。1990年9月14日，美国国立卫生研究院医疗中心的医生，用滴注法将一种灰色溶液给一名患有先天性重度免疫缺陷病的4岁女孩输入静脉，免疫功能逐渐恢复。相继，洛杉矶儿童医院也治好另一例9岁患先天性免疫缺陷病儿。1993年4月16日批准了采用基因疗法为囊性纤维变性患者治疗。1993年我国科学家在北京成立了中科院基因治疗中心，接着上海也成立了基因治疗研究中心。

基因治疗疾病的范围很广泛，像免疫缺陷病、遗传性疾病、癌症、心脑血管病、糖尿病、老年性痴呆症、帕金森病、红斑狼疮、艾滋病等。基因治疗的方法有：基因插入。将有害外源基因插入到体细胞内缺陷处，使有病细胞自动死亡。技压群芳替换。将无害的外源基因替换已经变异的基因，使细胞改恶从善。基因转移。将有杀伤作用的细胞因子转移到病人体内，以求得有抵抗的效果。基因重组。应用基因工程方法重组新的细胞，对抗一些恶性细胞和药物的副反应。最近，"疗效基因载体"研制成功了，可以有针对性地向病变组织输送疗效基因，对各种基因缺陷进行矫正。

基因疗法已经从实验室走向临床，这是医学史上新的丰碑，也为人类征服遗传病带来了新曙光。

神经科学的发展走势

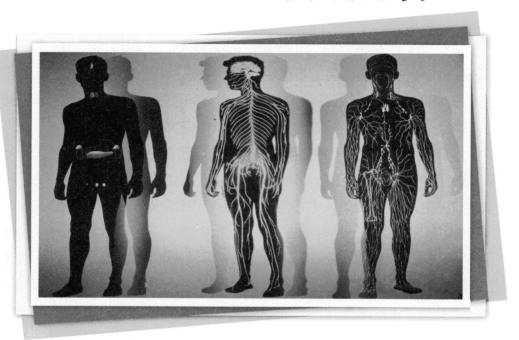

　　人类之所以成为万物之灵，主要靠的是在生命进化过程中获得了其他生物无法比拟的大脑。然而，对于高度复杂的脑结构及其工作原理，人类至今仍知之甚少。如何有效地预防和诊治各种脑疾病，日益成为亟待解决的重大医学问题。专家认为，脑研究的最终目的在于阐明神经中枢系统如何控制机体的各种行为。因此，今后脑研究的内容主要包含"了解脑、保护脑和开发脑"三个层次。

　　所谓了解脑，是从分子、细胞、网络、神经回路和全脑水平进行研究，分析神经系统的结构和功能，揭示各种神经活动的基本规律；通过明确描述神经系统疾病的病因、机制，以防治由于精神紧张、焦虑、应激而产生的神经官能症等身心疾病，以及颅脑和脊柱外伤、老年退行性变性疾病（如老年性痴呆、帕金森病）；开发脑的研究，旨在进一步发挥人脑的潜力，增强智能，模拟脑的工作原理，设计制造新型智能电脑。

2000年4月，在以"脑十年"间的科研进步为主题的"华盛顿年会"上，该领域的著名学者专家报告了帕金森病、中风、阿尔茨海默病，以及艾滋病引起的记忆力丧失等疾病的研究进展。其中主要的新发现是遗传和营养因素对健康与病变大脑的影响；磁共振等成像技术对各种不同传导通路的揭示，发现了许多指导神经系统发育的分子，专家可据此理解部分儿童神经疾病，设计出使病变的脑和脊髓恢复功能的新策略；中枢神经系统复杂性主要是由基因组决定的，但它极大地受到个人独特的学习经历的影响，具有惊人的可塑性。此外，学者们还识别出几种神经系统退行性变性疾病的关键基因。

关于神经科学的发展趋势，专家认为，不外乎两个方面，即分化与整合，或称微观与宏观。一方面，随着神经生物学发展和分子生物学的崛起，人们对神经活动本质的研究正迅速深化还原到细胞和分子水平，从而促使神经科学发生革命性变化。根据这样的发展趋势，专家们为我们勾画了21世纪前期神经科学的大致轮廓：在神经活动的基本过程方面，人们将不断揭示新的神经调制方式，对神经系统控制其自身特征方式的多样性形成更完整的认识。此类研究具有潜在的应用价值。例如神经递质间的平衡关系，是保障脑和机体正常功能的基础，若对此有了全面的了解和更细致的分析，则可采用新的手段增补或减少递质以控制其效应。而这种平衡的重建，意味着为癫痫、帕金森病、舞蹈病、老年性痴呆、精神发育迟缓、精神分裂症等疾病提供新的有效治疗方法。还可能开发出一批副作用小、疗效高的优良药物。

人的生命有三种记忆

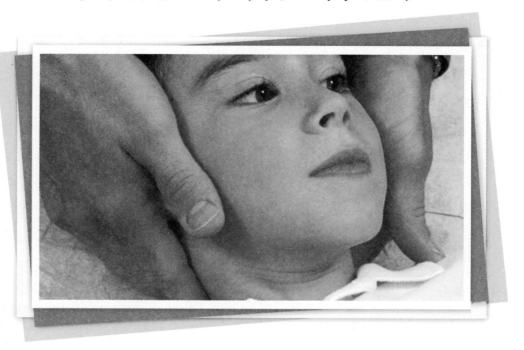

　　近年来，俄罗斯生物学家亚历山大·卡缅斯基得出结论：人的生命记忆不只有一种，而是有三种。

　　人的第一种记忆为遗传记忆。因为在生殖细胞——卵细胞和精子中已经"记录"下任何一种生物的构成和活动原理，而这一"活动细则"将作为一组基因随着生殖细胞世代相传。遗传记忆有一种顽固的惰性，很难有所改变。由于下一代很像自己的上代，使人类生命有序延长，不然自然界将大乱。遗传记忆的信息容量非常大，约为1010个信息单位。而要记录下一个人构成的全部信息，总共只需其基因的2%，其余的98%是从未进化成人的先祖那里继承下来的自然界储备基金。通常情况下它是不活动的，一旦地球上出现意外事件，人类的居住条件变得同几千年前的情况相同，先祖古老基因可能起作用了。人的胚胎时期有鳃和尾巴，如果有一天人类出现生存问题，也说不定会有所解禁。现实中，当遗传记忆出现差错时，不活动基因突发活动起来，就出现了意想不到的现象。比如，长尾巴的孩子或毛孩或长着6～10个乳头的女孩，这种返祖现象就是遗传记忆中先祖继承的特殊表现。

人的第二种记为免疫记忆。在人体的血液里有一种小小的，具有献身精神的细胞——淋巴细胞。它的使命就是清除和消灭人体的敌对微生物和有毒物质。同时使体内产生抵抗疾病的抗体去"胶合"致病物质。这就是人体的细胞免疫和体液免疫。免疫细胞有很好的记忆力，能严格区分开哪些是自身细胞，哪些是异己细胞，能在短暂的几天里牢记"敌人"的特征，还能将这种信息传给下一代。例如，凡得过麻疹、水痘、猩红热等传染病的人，可以获得终生的免疫力。此外，在人体内还存在着识别和消灭癌细胞的免疫力。如果人体的免疫记忆出了问题，造成免疫功能低下或缺陷，那么后果不堪设想。

人的第三种记忆为神经记忆。这就是我们平常说的记忆力。它的容量也很大，约为1011个信息单位。生理学家对神经记忆研究很久，但至今对它的机制知之甚少。神经记忆分为短期记忆和长期记忆，也称为临时记忆和终生记忆。短期记忆只记住几分钟，例如有的电话号，或者天气预报等，只能在短时内记住5～7个信息单位，这种记忆不牢固，精力稍有分散就遗忘了。但是如果信息强烈，感受深刻，将来用得着，那就自动转入长期记忆，有时一辈子不忘。信息从短期记忆转入长期记忆过程称为巩固过程。在人脑颞叶下方深层的海马回留下了记忆。

总之，遗传记忆使之从先祖变成了人，免疫记忆能保证和卫护身体健康，而神经记忆决定了一个人的个性、智慧和思维方式，使人生从漫长的进化中走向未来。

中枢神经细胞可以再生

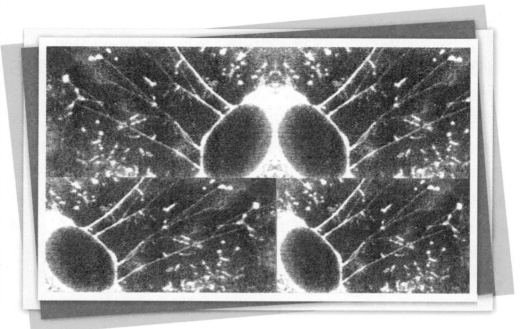

多少年来，脑病一直是人类健康的大敌。一旦患病，不仅病人终身痛苦，而且家庭亲人也备受困扰，极大地影响人口素质和生活质量。

近年来，科学界对脑病的研究飞速发展，特别是对脑神经分子学研究取得了新的成果，在防治及诊断上有了新的技术。但对神经系统发育受阻或中枢神经系统退行性改变导致的各种疾病，医学还未找到好的方法。利用一系列康复锻炼和强化训练只能提高弱智儿童的摹仿能力和改善部分运动能力。至于新出现的药品只不过对神经细胞有一定的营养价值，因为不可能直接透过血脑屏障对神经发育不良或者对受损神经元的修复。甚至许多学者认为，中枢神经细胞不可能再生。

中医中药在脑疾病的防治方面就有其优越性。药物可以直接透过血脑屏障，进入脑组织，改善脑的代谢障碍，作用于神经元，产生药效作用，不仅能够促进未成熟的神经元生长发育和修复受损伤的神经细胞，又能够抑制神经细胞凋亡，促进中枢神经细胞分裂、活化、增殖、再生。

专家认为，人脑有140亿个细胞，其中98.5%～99%的细胞处于休眠状态，有1%～1.5%的细胞参加脑的神经功能活动；每个人大脑中活动细胞数量的多少，决定着每个人的聪明与记忆程度。所谓活动细胞，是指一个细胞和另一个细胞由"神经键"连接起来，组成电生理神经回路，成为庞大的信息储存库。凭着信息储存库的记忆，人类才有语言、文学、创造与文明，以及复杂的意识、情绪、思维等高级神经活动。先天性遗传或围产期一些原因所引起的各种脑疾病，是由于神经系统发育受阻，神经细胞参加脑的功能活动数量不足，或神经细胞发育不良，神经元功能低下所致。中老年人的脑萎缩、老年性痴呆、帕金森病等，均属脑神经细胞功能减退、过早凋亡所致，但受伤细胞并没有完全死亡，部分细胞处于半死状态，或称活性降低状态。由于中枢神经细胞具有一定的再生能力，当改善脑的缺氧状态和保证供给营养，增加氨基酸、肽类、磷脂类等营养物质就可以促进残存神经元的再生及功能发挥，提高神经细胞的活性，使处于休眠状态的神经细胞及受损神经细胞重新复活。

延长生命活动的"调节器"

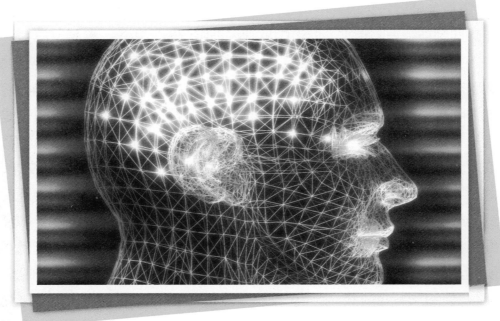

020

人体复杂而有旺盛的生机，像机器一样需要灵敏有效的调节系统。人体生命活动的"调节器"就是神经和内分泌系统。过去，人类对这方面的认识很不足，近年来有很多新的进展。

神经系统发出的神经冲动，沿着神经以"有线通讯"的方式控制各器官的活动；内分泌系统释放化学物质（亦称为化学信使）——激素，弥散到细胞外液，以"无线通讯"的方式控制各器官的活动。各种激素的作用都有一定的特异性，人们把某一种激素作用的对象称为这一激素的"靶器官"、"靶腺"或"靶细胞"。意思是指该激素像箭似的射中它特定的靶。

激素是内分泌腺体分泌出来的有特殊生理作用的化学物质。例如，脑垂体在内分泌腺体中居重要地位，分泌9种以上激素，它的体积也只不过一颗黄豆那么大，全重才0.65克。激素在体内的量也很小，常用来做单位的量不是克，也不是毫克，而是微克（1克的百万分之一）和微微克（1克的十亿分之一），真是微乎其微。然而，激素的作用却很显著、很重要。

从激素的化学构造来看，决大多数为两类：一类是含氮原子化合物，简称"含氮物质"，包括蛋白质、氨基酸等。如胰岛素容易被胃肠吸收分解，不易口服。另一类是"甾体"。胆固醇就是一种甾体化合物，所以甾体又称为"类固醇"。从激素所产生的部位也可以分为两类：一类是早已熟知的，如脑垂体、甲状腺、甲状旁腺、性腺等；另一类可通称为"组织激素"，是从下丘脑、胃肠、肾脏、精囊等具有内分泌功能的细胞。近年来发现，仅下丘脑能分泌出10余种激素，控制着脑垂体活动，间接控制甲状腺、肾上腺皮质、卵巢和睾丸等多个内分泌腺的活动。当年被封为"内分泌腺之王"的脑垂体退到二线了。

激素的低浓度、高效应以及作用的多样广谱，赋予了内分泌以神奇的色彩。内分泌成员的关系层次分明而复杂，既有隶属，又有协同；既有配合，又有制约。以下丘脑—垂体—甲状腺为例，垂体活动受下丘脑指挥，垂体分泌促甲状腺素，促进甲状腺的合成，甲状腺素又调节全身组织细胞的新陈代谢。反过来，甲状腺分泌甲状腺素增多对下丘脑和垂体又有抑制作用。有人比喻，下丘脑—垂体—外周腺体三者的关系，很像半导体三级放大电路，颇为恰当。因此，内分泌腺体一处故障往往株连多处，这就为医学临床揭开了内分泌之谜的面纱。

人类将激素的结构弄清楚了，有了合成的程序方法，就会得心应手地为内分泌疾病提供行之有效的治疗。将来基因疗法普及了，许多有遗传因素的内分泌疾病也会迎刃而解的。

由于内分泌激素还能增强免疫功能，起到延年益寿作用，明天，激素药物将成为长寿征途中的重要组成部分。

ok

"万能输血"立交桥

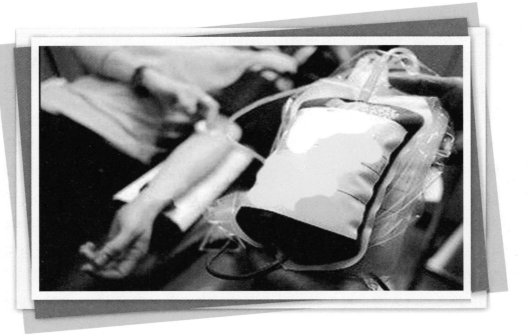

　　1900年，维也纳医生卡尔·兰德斯坦纳在实践中发现了ABO血型和Rh因子等，开辟了输血历史上的新纪元，并荣获了1930年诺贝尔生理学和医学奖。从此血型鉴定成为安全输血的前提。尽管如此，因异型输血不知错死了多少生命！

　　大家知道，O型血是通用血，也称为"万能输血者"，可以输给任何血型的病人，是特殊环境安全输血的理想血源。但是O型血仅占1/3。科学家大胆设想，若将A、B型血改造成为O型通用血，大量储备以备不时之急需，在医学上，特别是在军事医学研究中具有重要的意义。而且，这对于治疗需要反复输血的病人（如镰刀型贫血、地中海贫血、白血病等），使用通用型血也是理想的治疗方案。

　　红细胞血型是由红细胞表面的糖链结构决定的，糖链结构不同，血型也不相同。由 ABO 血型红细胞表面抗原结构可以看出，B 型血比 O 型血多了一个半乳糖，A1 型比 O 型多了一个 N－乙酰半乳糖胺，A2 型则又多了几个糖。如果将 A 型和 B 型血红细胞表面的结构改造得与 O 型一致，就可以实现 A→O 和 B→O 的血型转变，以此制备通用型血。

制备通用型血的技术策略有："剃光头"即把红细胞表面的糖链全部去除；"剃平头"把 A 和 B 红细胞表面糖链上比 O 型多的糖分子去除；"戴帽子"采用适当的化学物质，把红细胞包裹起来，遮蔽其表面抗原。无论何种策略，目的都是将 A 或 B 型血的结构改造得与 O 型血一致。美国纽约血液中心的杰·告德斯太因率先用生物化学方法从桑托斯咖啡豆中提取出 α－半乳糖苷酶，酶解 B 型红细胞，用于 B→O 血型转变的研究。结果证明，经 α－半乳糖苷酶酶解后的人血 B 型红细胞最外面的半乳糖被切除掉，B 抗原活性丧失，呈现 O 型血的典型特征，通用型血细胞的结构和功能与 O 型血一致。此研究成果经 I 期临床试验证明，输给 A 型、B 型和 O 型受试者是安全的，展示出用 α－半乳糖苷酶酶解 B 型红细胞，制备通用 O 型血，具有令人鼓舞的前景。该中心还采用基因工程方法从桑托斯咖啡豆中克隆了 α－半乳糖苷酶 cDNA（脱氧核糖核酸的一种），并进而表达、纯化了 α－半乳糖苷酶，基本解决了大量制备工具酶的技术难点。

中国军事医学科学输血研究所的科学家们，选择海南咖啡豆，采用"剃平头"的方法，使基因重组 α－半乳糖苷酶，完成了实验室阶段 B→O 转变的研究获得成功。目前，此项研究成果正在做动物和人体实验，并预备中试扩大生产 α－半乳糖苷酶，然后研究固相化装置，再进入入体 I 期、II 期临床试验，以备输血应用。

随着输血技术的飞速发展，血型改造成果斐然，构成"万能输血"的立交桥已经建成。

少年春天长得快

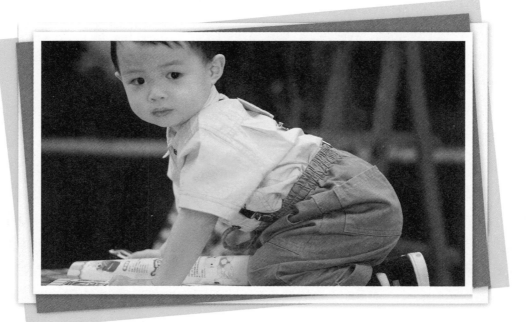

　　人们都盼自己的孩子长得健壮高大。少年也期望自己长个大高个儿。过去只知道人的身高与遗传、营养、运动有关。近年来，科学家新建议，孩子要想长得高，必须抓住春天的大好时机！据观测，每年5月前后少年身高增高明显，平均能长高7.3毫米，而在10月份平均长高仅3.3毫米。

　　奥妙何在？原来得益于阳光中的红外线和紫外线。红外线具有穿透物体并加热的作用，使人体深层组织的血管扩张，加速骨骼的血液循环，使骨细胞得到更多的营养物质，同时脑垂体组织的血液循环也加快，促使生长激素的分泌量增加，这些均有利于身体的生长发育；紫外线则能刺激造血机能，使红血球数量增多，更重要的是还可以使皮下组织储存的7－脱氢胆固醇转变为维生素D，而维生素D进入血液后能有效地促进钙吸收，并提高骨骼对钙的摄取能力。两者相加，个头自然长得更高。

　　为了配合春天这一大好时机，从以下四方面努力，会收到预期效果。

　　强化营养。春天只是给少年长高带来了"机遇"，若不同时供应充足生长发育所需的营养，强化少年的内环境"建设"，仍然难以奏效。那么，哪些食物是少年生长的"及时雨"呢？奶类、蛋类、鱼类、动物肝、豆类及各种蔬菜、水果、芝麻、枣类、玉米、花生、海产品等，力求品种多样，粗细搭配，结构科学，营养充足，让少年保持有个好胃口。日本有位学者特别推荐，牛奶、鱼、菠菜、胡萝卜、柑橘等五种，称之为"长个食品"。

　　保证睡眠。睡眠对少年长个非常重要。科学家们发现，少年熟睡时比清醒时生长速度要快3倍。这是因为人在入睡后，脑垂体分泌的生长激素要比清醒状态时多得多，而生长激素分泌越多，则少年长得越快。因此，春季要多给少年安排一些睡眠时间，如7～12岁每天至少睡足11～12小时，13～16岁也要保证8～10个小时睡眠。中午还应安排1～2小时午睡。同时还要保证睡眠质量，增加睡眠深度。避免睡前进食，避免家长陪睡，避免睡软床，避免服安眠药，养成良好的睡眠习惯。

　　合理运动。少年应该经常到户外进行合理的适度的体育运动，一方面增加了少年接受日光照射时间，另方面体育锻炼也有"促高"作用。通过跑步、跳跃等动作对骨骼进行机械刺激，进而加快生长。体育运动还能使骨骼组织血液供应充足，新陈代谢旺盛，加快软骨细胞分化，促进骨质生长。运动还可以改善体内水、氧和热的平衡，促进生长激素分泌，增加食欲，保证营养充分。还有，体育运动可以改善人的精神面貌，增强体质。

　　防治疾病。春回大地，万物复苏，是少年的生长季节，也是许多疾病的多发季节。为使少年健康成长，要特别注意防治疾病。

　　少年长多高个儿，与遗传密切相关，但是与后天的许多因素也有关。要抓住春天的良机，给自己创造一个高大魁梧身材。

传染病也与遗传基因相关

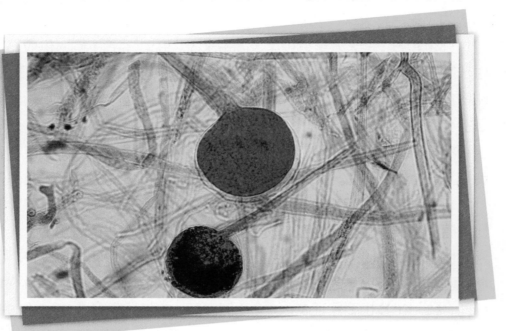

026

　　由病原体如细菌、病毒等侵入人体而引起病理反应，并能在人群中互相传染的疾病，称为"传染病"。由于这些病具有传染性，可蔓延传播，故对人群的危害很大。病原体离开传染源到达另一个人体所经历的过程及方式，有飞沫传播、空气传播、水传播、饮食传播、接触传播、昆虫传播等。每种传染病可以有一种或一种以上的传播途径。如肠道传染病主要通过排泄物传播；肺结核通过飞沫和痰传播；肝炎通过接触、饮食传播等等。

　　过去认为，传染病就是病原体传染致病，与遗传基因无关。只有那些遗传病才与遗传基因有关。然而，自从2000年6月26日人类基因草图框架研究公布以来，有关基因与疾病关系的研究成果层出不穷。研究成果表明同是一种乙型肝炎病毒感染，不同个体所产生的结局不同，12岁以下儿童易发展慢性肝炎，而成人多为急性肝炎，少数发展为严重肝病。有些人表现为急性自限性肝炎、慢性肝炎甚至肝硬化、肝癌，而有些高危人群却能免受感染。在同一家族系或血缘关系相近的人群中存在类似的发病特征。同一种抗乙肝病毒药物或疫苗对不同个体产生的治疗和预防效果也不尽相同。例如，干扰素仅对20％～30％的人有效，对60％的病人无疗效，约有15％的人对现行的乙肝疫苗不产生保护性抗体。

　　遗传基因可能是影响乙肝发生、发展、疗效和预后最主要的因素。从这个角度可以解释我国乙肝感染率和发病率比欧美白种人高的道理。目前国内外对乙肝病毒、丙肝病毒、艾滋病毒、结核菌等病原体易感基因研究发现，结核病的易感基因是Nrampl，这个基因中4个位点的突变、缺失等变异频率，决定了个体对结核病的遗传易感性。巴西人基因组中览定的SM1基因在曼氏血吸虫感染过程中，具有增强机体防御功能。

　　如果进一步将"中国人的基因多态性特点及其对乙肝病毒遗传易感性的研究"深入进去，再证实某些传染病的发病率和严重性与某种蛋白和DNA多态性之间的单一关系，更是揭示人体基因巨大的多样性、复杂性和特殊性，就会更有效地指导传染病的防治工作。

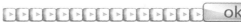

细胞药物大显神威

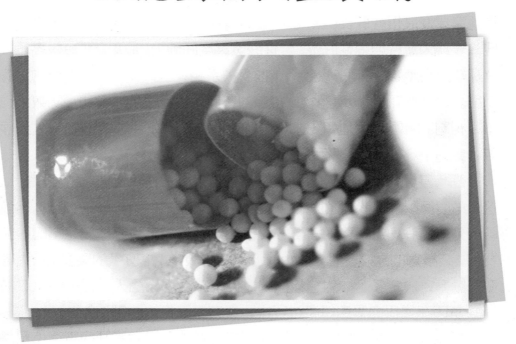

生病吃药是为了治病。为了便于病人的用药，人们把药品做成许多剂型，像散剂、片剂、水剂、酊剂、膏剂、针剂等等。可是这些药物每次用量很大，还得每天用药3～4次。药物经过消化吸收和血液循环流遍全身，到达病灶处已经微不足道了。这极少量的药物对于病灶的治疗只能像"蜻蜓点水"，其效果也微乎其微。然而，药物很快就被人体分解排除体外。

而且，不少药物有很多毒副作用，还容易损伤人体的一些器官和功能。如今，细胞药物即将问世，显示出神奇的威力来。

很早就有人研究"生物激素药囊"，把药物装入薄膜制作的药囊，使其缓慢地流经全身。可是，由于人体的排异反应难以克服而失败。德国的生物学博士吉英尔曼等人用人体细胞代替药囊，制造成功细胞药物。就在冰点温度时，用电在细胞上钻了许多孔，将药物装入这些活细胞内，经调节温度到30℃，细胞膜上孔自动封上，再将这些装有药物的细胞注入体内，既解决了人体的排异反应问题，又输送到病灶部位达到治疗作用。

细胞是人体器官组成的基本单位。整个人体约有100万亿个细胞。细胞是由细胞核、细胞质、细胞膜三部分组成。其中细胞膜虽然只有1／100微米厚，但各种功能非常齐全。细胞药物就是应用红细胞和白细胞膜当做药囊，装入药物后在人体内输送并缓慢释放。

细胞药物的关键性工作是在细胞膜上钻孔装药。经过多年的试验和探索，生物学家吉英尔曼博士终于发明了用电在细胞膜上"钻孔"的方法。他们首先把从病人体内抽出的血液放到温度在冰点以下的药物溶液内，然后在二千分之一秒内，对溶液施加每厘米1000～1万伏的瞬时电压。虽然电压很高，但细胞膜上所承受的实际电压只有1伏。应用这种电化学方法钻孔的直径可根据需要控制，若钻小孔可用低电压，想钻大孔则用高电压。当打孔后药物与细胞液连通并流入细胞内，使细胞内外的药物密度相同。当温度回升到30℃以上时，细胞膜上钻孔便自动封死，恢复原状。红细胞的寿命平均120天左右，药物跟随细胞运输集聚而释放。

细胞药物的最大优点是可用来包围和歼灭人体内受感染的细胞或特异致癌的细胞，而不伤害其他细胞。根据治疗的需要，随意"命令其停留患处，并释放出所含的药物"。细胞药物的研制成功是现代医药史上的重大突破，不仅有助于治疗癌症和其他疾病，而且对于治疗各种遗传病也提供了美好前景。

当前，癌症是人类健康的死敌，也是因为细胞的基因出了问题，才任意生长，胡作非为。如果细胞药物能使癌症细胞核内的基因移植，那将为基因工程治疗开拓出广阔的前景。

有毒药物流行词汇 "PPA"

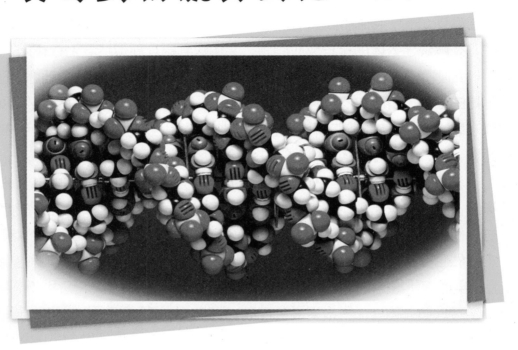

　　近年来，关于感冒药的问题闹得人心惊胆战。本来在感冒的高发季节这个节骨眼儿上，偏偏许多大报小报都告诉你：多种感冒药不能吃，这些药中含有一种叫苯丙醇胺（简称PPA）的成分。有人着急地问：PPA是一种什么有毒的药物？对人体有什么害处？

　　据美国的医学专家研究，患中风的人中，有4％在中风前曾服用了感冒药。感冒药中所含的PPA可以使人身体表面的血管收缩，使鼻腔黏膜收缩，结果，就是使人觉得鼻塞减轻了，鼻子通气顺畅了。他们说，一般情况下含有PPA成分的药物不会引起严重的反应，但如果服用量过大，或原来就有高血压、冠心病、中风等，即使服的量不多，也有可能导致全身血管痉挛、冠状动脉缺血、脑血流受阻，并有引起血压过高、缺血性脑卒中等危险。据报道，有些减肥药中也含有PPA成分，这对热衷于减肥

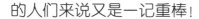

的人们来说又是一记重棒！

　　根据我们国家药品不良反应监测中心提供的资料显示，PPA的不良反应可能有：过敏、心律失常、高血压、急性肾衰、失眠等。

　　国内含PPA的主要感冒药有康泰克缓释胶囊等，以及化学名称中含有"美沙芬"、"苯丙醇胺"字样的感冒类药品。可放心使用的感冒药有白加黑感冒片、泰诺、板蓝根颗粒剂、强力银翘片、抗病毒感冒颗粒剂等。

　　许多人心存疑虑：被禁止服用的PPA是不是平时用于治疗腹泻的"PPA"？医药专家说，我们常说治腹泻的"PPA"是英文PipemidiAcid的缩写，中文名为吡哌酸，主要用于治疗腹泻及泌尿系感染等疾病。两种"PPA"完全不同，用于治疗腹泻的"PPA"可以放心使用。

　　美国是最早紧急发布停用部分感冒药和减肥药的国家。墨西哥卫生部长已作出暂时禁止进口感冒药的决定，不少感冒者宁愿忍受高烧不退、咳嗽不止的痛苦，也不敢使用任何一种抗感冒药品。英国卫生部门也列出了包括康泰克在内的14种含有PPA成分的药品，并警告说，PPA的每日摄入量不超过100毫克，患有高血压、甲亢、心脏病的人严禁服用含PPA成分的感冒药。据日本厚生省公布的数字，目前日本市面上销售的感冒药、鼻炎药和止咳药中有65种含有PPA，虽然政府暂时不准备采取回收行动，但许多感冒患者开始拒绝服用含有PPA的抗感冒药。新加坡卫生部已要求所有的药品公司停止批发并收回含有PPA成分的感冒药和减肥药。马来西亚卫生部宣布，暂停销售并收回市场上含有PPA成分的47种感冒药。由此可见，一场禁用PPA成分感冒药的浪潮已经席卷全球，许多医生和病人都在关注着这场"通缉战"。此时，我们更应当心明眼亮，静观全局，谨慎选择感冒药。

人体巨大的微生态世界

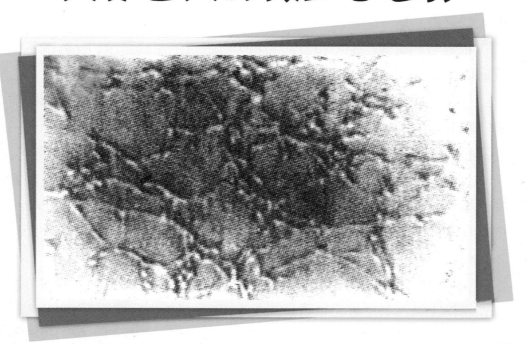

　　人体是一个非常繁杂多变的并且生命个体繁多的综合体。从表面上看是由各种组织、器官、细胞组成的。其实，除了自身由百万亿个体细胞构成，还有百万亿细菌与人体共生，在体内营造了庞大的微生态系统，主要存在的微生态环境有从口腔到肛门相当于身高6倍的消化道、生殖泌尿系统、呼吸系统等。不同的部位，有不同的生存环境，共生的细菌种类也不同，数量多少也有区别。就是这些细菌与人体构成了生态平衡，人体才能赢得健康。如果一旦失去了这个平衡，人就会生病。

　　就拿消化道来说，每天排泄物中有20％～30％是细菌，这些细菌在肠道不同部位，利用适宜的温度、空气、酸性和丰富的营养条件，大部分细菌以8分钟繁殖一代迅速增长，帮助消化食物，促进吸收营养物质。排便的臭味和气体就是细菌的代谢产物。据最新研究，肠道微生物高达400

多种，个体多达100万亿之多。这些细菌对于人体可分为好、中、坏三类。好的对人体有益处，人离开它生命就受到威胁，咱叫它有益菌。人体在有益菌发达时就会抑制有害菌生长，就会保障健康；坏的细菌若泛滥起来人体就要得病，咱叫它致病菌。剩下中间的细菌就随潮流，当人体健康时它对人体有益，可是当患病时它也会像墙头草似的随声附和产生一定的危害性。

孕妇母体已经输进胎儿肠道内有益菌，婴儿出生后这类细菌大量繁殖。而从呱呱呼叫开始中间型细菌和致病菌就进入体内，逐渐形成了一个微生态平衡。致病菌喜欢在空气中生长，当新生儿肠道充满空气时致病菌就大量繁殖，直到无氧状态时有益菌才能生长。如果婴儿母乳喂养时有益菌会迅速增长到最高水平，并且能发挥抵御致病菌的功效，增强婴儿的免疫系统。如果没有母乳靠乳粉或牛乳喂养婴儿，那么，有益菌的生长就受到抑制了。婴儿的免疫力就明显地减弱。

人生到了老年必须大量提升体内有益菌，因为有益菌有明显的延年益寿作用。据调查，长寿地区老人肠道内双歧杆菌数量明显高于其他人的数量。

那么，如何提升肠道有益菌数量呢？多食用些发酵食品，像酸乳酪、盐渍榴莲、豆酵糕、木薯发酵糕等。此外，寡糖是有益菌的"肥料"，可以滋养有益菌迅速增长。

必须警示提出的是：人体微生态系统中都惧怕抗炎药物。当人体生病时致病菌泛滥，为了治病需要服用抗炎药物，杀死致病菌的同时，有益菌也被杀死了。即使病愈，有益菌也得重新生长，人体的免疫系统也得重新调整。因此，要学会保护人体内的微生态环境，慎重服用抗炎药物，以保证体内有益菌的平衡优势。

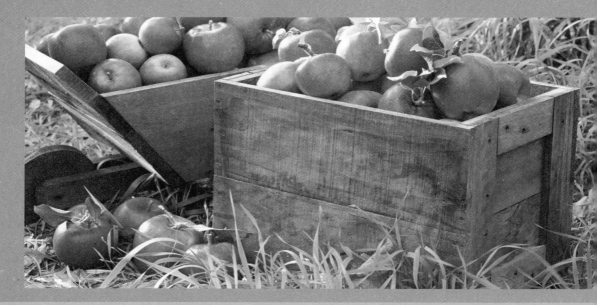

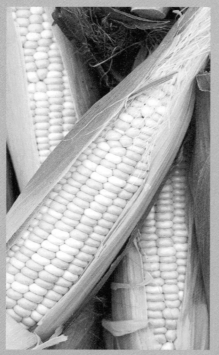

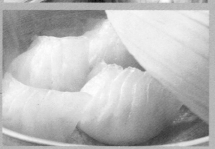

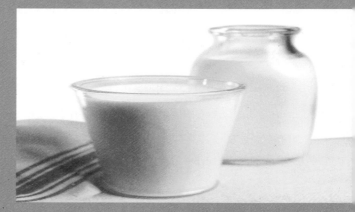

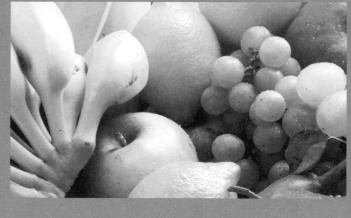

第二章 营养保健不容忽视

　　"民以食为天"，这是谁也不能回避的问题。由于饮食习惯直接决定营养状况，所以理想的健康离不开良好的饮食习惯。随着国民经济的迅速发展，食品生产及人们的营养有了较大的改善。据1992年调查，我国人均热能日摄入量9703千焦，已基本满足了人体活动需要。然而，由于膳食结构和生活方式发生了变化，因营养问题所致的慢性疾病也逐渐增多，甚至这些慢性病已成为丧失劳动力和死亡的重要原因。据卫生部统计，我国1996年有549.8万人死于慢性病，占全部死亡人数的70%以上。

　　许多都市病均与饮食习惯的变化有关。随着人民生活水平的不断提高，我国人民的饮食习惯越来越西化了。1994年和1997年科内尔大学的研究人员曾两次来中国调查，发现中国人脂肪摄取量由约占总热量15%增长到30%，直追美国的38%～40%；每日纤维素摄取量原为33克，逐渐在下降。血液胆固醇上升，心血管病和癌症成为普遍的疾病。其饮食习惯越来越像西方国家。如果这种趋势继续下去，中国每年在劳动力损失和治疗慢性疾病上将投入3000亿～6000亿美元。世界卫生组织指出，"按目前情况估计，心血管病和癌症将是每个国家均面临的健康问题，情况相当严峻。"

　　饮食失衡是导致营养不良的主要原因。为什么能饮食失衡呢？原因有三：

　　食物缺乏多样性。每天食用相同的食物，不能保证摄取足量的和足够的45种以上必需营养素。应该尝试每周至少更替三种食品。

　　未按推荐的分量进食每类主要食品，如水果、蔬菜、谷物、奶制品、肉类。

　　大量食用整体营养价值低的食物，如含脂肪或糖高的食品。

　　现代人的生活节奏日渐加快，交际应酬也日益增多，许多危害健康的潜在因素也增加了，不健康的生活方式也是造成营养不良的重要因素之一。例如，饥饱无度、暴饮暴食、过度节食、紧张误餐、吸烟酗酒等等。加上用药不当，环境污染，本来健康就受到了严重的威胁，再不科学营养，健康就走上了危机状态。

　　健康的钥匙就掌握在自己手里，科学的营养，合理的膳食，体重不胖不瘦，血压不高不低，胆固醇不上不下，血黏度不黏不稠，再配合其他健身保健方法，健康会高高兴兴地向您招手走来的。

合理营养需膳食平衡

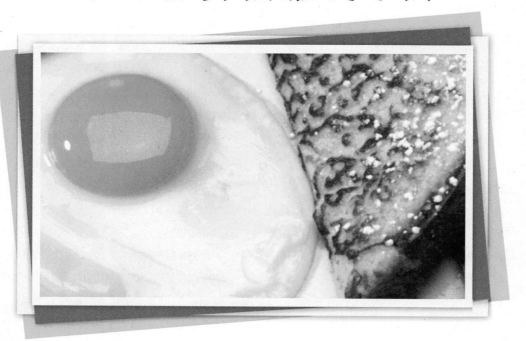

人体为了维持生命和活动，必须摄取食物。机体通过摄取、消化、吸收和利用食物中的营养素维持机体生命活动的整个过程称为营养。合理营养可以维持人体的正常生理功能，促进生长发育，保障健康和智力发展，提高抵抗力，有利于防治疾病。

人体需要的营养素约有几十种，概括为蛋白质、脂肪、碳水化合物、无机盐及维生素五大类。它们具有各自营养生理功能，相互之间密切联系，共同参与调节人体的生命活动。

合理营养是根据人体对热能和营养量的需要，通过膳食提供数量足够、比例合适的各种营养素。因为任何一种食物都不可能含有人体所需的各种营养素，所以要通过将各种食物进行合理的调配，才能满足合理营养的要求，这就是平衡膳食。

平衡膳食每天需要下列几类食物：

粮食类：粮食中碳水化合物含量甚多，是人体热能既理想又经济的来源。粮食中含蛋白质8%～10%，但缺乏赖氨酸与苏氨酸。粮食也是无机盐及B族维生素的良好来源。进食粮食的数量应与人体热能需要相适应。

蛋白质食品类：包括肉、鱼、蛋、奶、大豆及其制品。一天进食的蛋白质中，动物性蛋白质数量最好能达到全部蛋白质的1/3，也可由大豆制品代替一部分动物性蛋白质食品，如100克的豆腐中蛋白质含量相当于50克瘦肉或一个鸡蛋中所含蛋白质的数量。

蔬菜类：在平衡膳食中，蔬菜主要供给无机盐和维生素。缺乏蔬菜，将导致钙、铁、胡萝卜素、维生素B_2、维生素C及食物纤维等供给不足。成年人每日最好能吃400～500克蔬菜。由于蔬菜品种不同所含营养素有差异，所以每日可食用几种蔬菜，尤其应多吃绿叶蔬菜，常用些黄色和橙红色蔬菜。可以生食的蔬菜，要消毒后生吃，能够减少在烹调过程中维生素C的损失。有条件者还可食用一些水果。

烹调油类：烹调油可供给人体一部分热能和必需脂肪酸，并促进脂溶性维生素的吸收，而且可以增加菜肴色香味而增加食欲。但是要防止食用过多的饱和脂肪，以预防高脂血症。膳食中的脂肪含量(食物中所含脂肪及烹调油)也不宜过多。

食品在膳食中的作用，可分为两大类：第一类为保护性食品：富含无机盐、维生素及优质蛋白质的食品，包括肉、鱼、蛋、奶、大豆及其制品、绿叶蔬菜、水果等。第二类为热能食品：供给人体热能主要来源的食品，包括粮食、油和食糖等。这两类食品必须适当地配合达到平衡，不能只注意满足热能的需要而忽略了保护性食品，也不可仅食用保护性食品而致热能不足。

"天然食品" 与 "绿色食品"

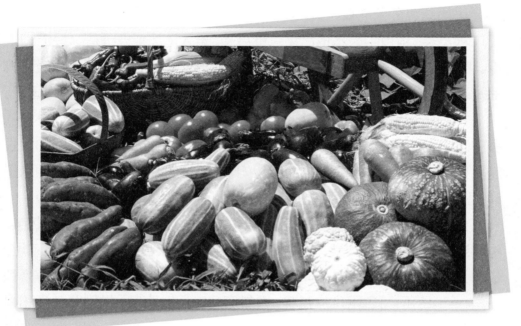

食品是人类生存的必要条件，即所谓"民以食为天"。食品除具有饱腹、美味享受作用外，还保证生命活动的营养和健康。

由于人类生存的环境日趋污染及污染疾病的不断增多，人们对食品的安全性越来越敏感了，渴望食用无污染食品的消费意识越来越深入人心了。于是乎，市场上出现了"天然食品"、"绿色食品"、"保健食品"等。面对众多的食品广告宣传的诱惑，如何选购食品？哪些食品有利于青少年的健康成长？需要人们有个正确认识。

何谓"天然食品"？"天然食品"是指由自然造出的食品，以及仅以此为原料，经简单的初级加工（干燥、粉碎、混合、加热等）制作的食品。前者如蔬菜、水果、天然矿泉水、鱼、肉等；后者如小米粥、油炸花生米等。为什么近些年来天然食品突然名声大振，备受人们青睐和关注呢？关键在于天然食品不含食品添加剂，或者说不含化学合成添加剂。

"食品添加剂"是为了改善食品品质和色、香、味，以及为了防腐和加工工艺的需要而加入食品中的化学合成物质或天然物质。食品添加剂按其来源可分两类：一类是天然的，如着色剂中的辣椒红、柑橘黄等；另一类是人工合成的，如甜味剂中的糖精。使人们产生不安全感的主要是后者。人工合成添加剂因品种不当、质量不纯或用量过大而存在一定的毒性，对人体可能产生危害。

然而，天然食品也并非绝对安全，某些天然食品，如发芽的马铃薯、未炒熟的四季豆、未经精制的棉籽油、家畜的甲状腺组织、河豚鱼的内脏等都含有天然毒素；粮食因贮存不当而霉变可产生致癌的黄曲霉毒素；蔬菜和庄稼种植中使用农药也可引起中毒。因此，世界各国和我国卫生部门对食品添加剂的安全性均有法规约束。

何谓"绿色食品"？"绿色食品"是无污染的，安全、优质、营养类食品的统称。由于与环境保护有关的事物通常都冠以"绿色"，为更加突出这类食品出自良好的生态环境，因此将无公害污染的正常优质食品定名为绿色食品。可见绿色食品并非皆为绿色。

绿色食品是针对工业污染导致人类生存环境恶化提出的。现代工业发展一方面为社会创造了巨大财富，另一方面也带来严重的环境污染，通过土壤、水、空气致使植物、动物受到污染，食品的污染当然还包括人为因素。为了防止食品污染，保护人体健康，1972年联合国人类环境会议上提出"生态农业"概念，就是提倡从种植、养殖、食品原料生产、食品加工等环节没有公害污染，制定出标准。

"绿色食品"不仅有利于人体健康，对于治理环境污染也有深远意义。

食物结构里有科学

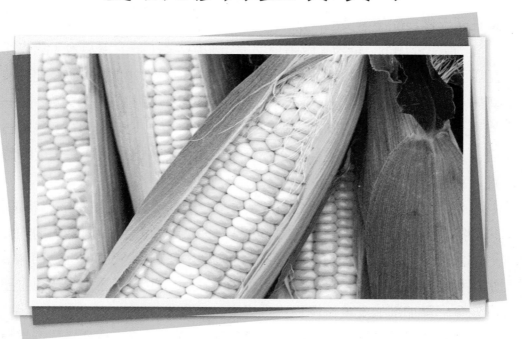

少年朋友们，你们每天喜欢吃什么样的食品呢？

每天选择食品的问题是一门科学，这就是营养学研究的内容。营养学是研究人体营养规律及其改善措施的科学。人类为了维持生命活动，为了学习和工作，以及其他日常的活动，必须从食品中获得营养素，这就是我们从出生开始每天都要吃食物的道理。

人体需要的营养素主要有蛋白质、脂肪、碳水化合物、各种矿物质、维生素和水等。这些营养素就存在于我们每天所吃的各种食品中，各种谷类（包括面粉、大米、玉米、小米、薯类等）、豆类及其制品、蔬菜和水果、各种动物肉类、奶类及其制品、蛋类及其制品。每一种类的食品不能提供人体所需要的全部营养素，因此，我们每天必须合理地选择各种食品才能满足身体的需要。尤其少年儿童正处在长身体和学习的阶段，选择正确的食物结构是十分重要的。

怎样科学地选择食物呢？谷类是我们膳食中的主食，宜选择加工较为粗糙的谷类，如玉米、小米、普通面粉等，这些粗加工的食品中保存了较多的 B 族维生素。一般主食量每天为 400～500 克。保证足量的鱼、禽、肉、奶及豆类的供给，它们提供蛋白质、维生素 A 和钙等，这是我们身体生长发育必不可少的营养素。因此，每天的供给量共为 200～250 克，奶不低于 300 克。另外，水果和蔬菜中含有胡萝卜素、维生素 C 和矿物质及膳食纤维，其中小棵的有色蔬菜中富含胡萝卜素和维生素 C，应该尽量多吃，如菠菜、油菜、胡萝卜等。每天蔬菜的总供给量约为 500 克，其中绿叶蔬菜类不低于 300 克。这就是科学的食物结构所要求的。

应该着重提及的是，青少年增加适量的荤食有利于生长发育。因为青少年时期是长知识长身体的最佳时节，由于功课繁重、思维活跃，用脑和记忆等生理活动不仅需要大量能量、蛋白质，更需要充足的脂类物质。如果营养供应不足，就会影响一生的健康素质。例如，第二次世界大战期间，日本由于动物性食品极度缺少，青少年生长发育受到严重影响，12 岁学生的平均身高只有 137.8 厘米。二战后，副食供应不断改善，1970 年调查表明，12 岁学生平均身高达 147.1 厘米。说明动物性食品对青少年生长发育有明显的促进作用。

我们少年儿童应该自觉培养良好的饮食习惯，科学地选择食物，努力做到食物中粗细调济，品种多样，早吃好、午吃饱、晚吃少。另外要注意加强体力活动，这样才能保证身体强壮，避免一些疾病的发生。

少年必不可少的营养素

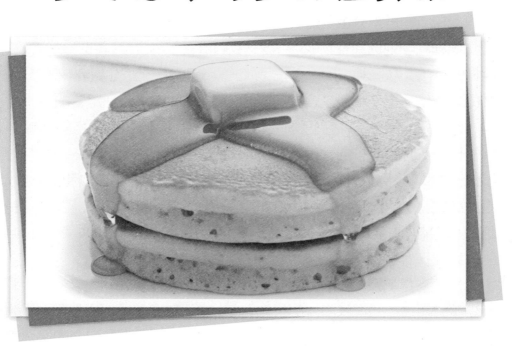

　　1964年，日本对3000名学龄儿童进行食用添加赖氨酸强化食品的试验，一年后发现，这些儿童比不食用添加赖氨酸食品的儿童身长平均增高了5.7厘米，体重增加了4.4千克。此后，日本政府作出规定：中小学生、青少年，一定要吃加有赖氨酸的强化食品，同时采取措施，大量生产赖氨酸面包，足量定期地向小学生供应。20年过去后，80年代的日本中小学生竟比第二次世界大战前平均高了10厘米！

　　赖氨酸有如此功效，这是为什么？

　　我们知道蛋白质是人体最主要的成分，在人的生命活动中起着极其重要的作用。少年儿童处于生长发育阶段，身体中的蛋白质在持续不断地增加，必须从食物中获取蛋白质，以满足生长发育的需要。各种蛋白质都是由21种氨基酸分子以不同的方式排列组合成的，其中缬氨酸、亮氨酸、异亮氨酸、苏氨酸、苯丙氨酸、色氨酸、蛋氨酸、赖氨酸等9种氨基酸，因为在人体内自身不能合成制造，必须从食物蛋白质的摄取得到，称为必需氨基酸，其余的氨基酸称为非必需氨基酸。人体内合成蛋白质的过程中，各种氨基酸要有适宜的比例，如果缺乏了某种必需氨基酸，将影响其他氨基酸的利用。赖氨酸是食物中最易缺乏的必需氨基酸，而少年儿童由于生长发育的需要，所需的赖氨酸量约是成年人需要量的10倍，如果缺乏赖氨酸，少年儿童会出现生长发育迟缓、食欲减退、智力迟钝等症状，所以赖氨酸是少年儿童必不可少的营养素。

赖氨酸影响人体生长发育的另一原因是赖氨酸是控制生长发育的重要物质抑长素的必须成分，缺乏赖氨酸，抑长素将失去活性，使人体发育不良，因此赖氨酸有促进人体生长发育，增强机体的免疫功能。

赖氨酸在人体内代谢，可以产生大量乙酰辅酶A，而乙酰辅酶A一方面在进入人体内三羧循环可生成大量的三磷酸腺苷（ATP），可以供给耗能特别多的脑细胞充足的能量，较好地保护脑细胞。另一方面乙酰辅酶A是合成乙酰胆碱的重要成分，乙酰胆碱对大脑皮层有兴奋作用。赖氨酸还有抗脑组织缺氧生理功能，因此赖氨酸能改善记忆和学习机能，提高智力。

目前，世界上许多国家用赖氨酸强化粮食制品，如面包、饼干等。用赖氨酸强化的食品，不仅适用于少年儿童，也适用于老弱病人和运动员。据分析计算，每千克赖氨酸用于强化食品，其效果相当于83千克的猪肉或相当于166千克的蛋类蛋白质。

用赖氨酸强化粮食制品，添加量一般为0.1%～0.2%，若在食品中过多地添加赖氨酸，则物极必反，由于超量会导致各种氨基酸比例的失调，反而会影响人体对摄入蛋白质的利用，有碍少年儿童的生长发育。

煮饭炒菜话营养

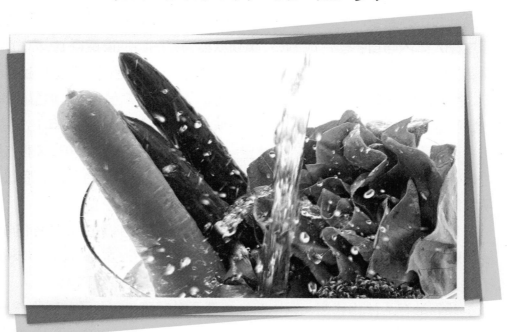

　　煮饭炒菜，人人皆会，然而这其中也有学问，若不懂点科学道理，在食物的烹调过程中，会造成不应有的营养素损失。

　　在淘米过程中，营养素会有所损失，损失较多的是含在米粒中的水溶性维生素和无机盐，维生素B_1为30％～60％，维生素B_2和尼克酸20％～50％，无机盐70％，蛋白质15.7％，脂肪42.1％，淘米次数越多，水浸时间越长，淘米水的温度越高，营养素的损失就越多，所以科学的淘米方法是用凉水淘米，减少淘米次数，淘米时不要用力搓洗，在淘米之后不应加水浸泡，若加水浸泡，那么应将米和浸泡水一起下锅煮饭。

　　有人喜欢把米煮到半熟时捞出蒸饭，而将米汤丢弃，这种捞饭方法是不科学的，因为在煮饭过程中，很多维生素、无机盐及部分蛋白质、脂肪、糖类溶于米汤而被丢弃，如B族维生素要多损失40％左右。所以煮饭应做焖锅饭，若是喜欢蒸饭，可用生米加水直接蒸饭。

还有人习惯于在煮稀饭时加点面碱，为的是米粒烂得快些使稀饭黏稠，殊不知含于米粒中的维生素B$_1$在酸性环境中相当稳定，而在碱性环境中很容易被破坏，加碱煮饭会造成维生素B$_1$过多损失，这种煮饭法也不科学。

在炒菜前，科学的方法是把菜先洗后切，因为蔬菜中的无机盐和水溶性维生素都能溶于水，切后再洗会使无机盐和维生素溶于水而增加损失，同时，蔬菜在切碎后，因为增加了和空气接触面积，使蔬菜中的维生素C等一些易被氧化破坏的维生素增加损失，所以蔬菜在切碎后应尽快炒、熬。

在炒菜过程中，蔬菜中有些维生素会因受热而破坏，一般是烹调时间越长，维生素损失也越多，因而科学的炒菜方法是急火快炒，这样做出来的菜，色泽新鲜、脆嫩可口，菜中维生素的损失也较少。据研究，蔬菜急火快炒，其中维生素C含量可保留60％～70％，维生素B$_1$和胡萝卜素的保留量更多。若在蔬菜的烹调过程中适当加点醋，除了使菜的味道鲜美外，还可减少蔬菜在烹调过程中维生素C的损失。

熬汤时，待水煮沸后再将蔬菜下入汤中较好，这样不但可以减少蔬菜中一些维生素因加热而破坏的损失，而且可以减轻蔬菜原来色泽的改变。在煮沸汤中下菜熬菜的方法，维生素C可以保留在85％左右。

粗粮细米搭配营养全

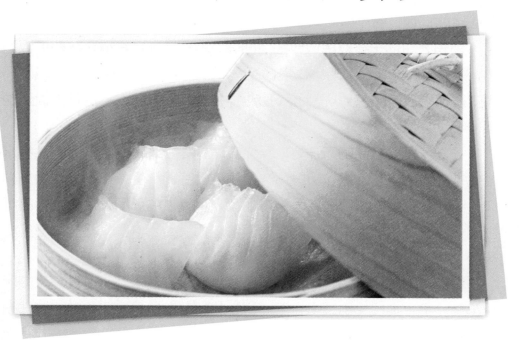

　　粗细粮搭配，符合科学道理，不仅调节饮食口味，而且有益于人体健康。粗粮与细粮相比，含有较多的食物纤维。食物纤维包括纤维素、半纤维素、木质素、果胶等，虽然它不属于人体必需的营养素，但是具有重要生理功能，人们很早就知道，食物中粗糙的食物纤维具有通便作用，缺乏它会引起便秘。

　　流行病学调查资料表明，西方一些发达国家的某些文明病，如结肠癌、心血管疾病、糖尿病等的发病同饮食有关，这类疾病的增多是由于食物趋向于精制食品而缺乏食物纤维所引起的，食物越精细，发病率越高。

　　美国居民结肠癌的发病率很高，而在非洲农村黑人中却极为稀少，这和美国居民的食物过分精细、脂肪肉类过多及非洲农村黑人食物中含有大量食物纤维有关。高脂肪食物刺激消化系统，肉类可使肠内厌氧菌大量繁殖，使中性或酸性胆固醇，特别是胆酸、胆固醇及其代谢物降解，粪便中增多的胆酸代谢物是促癌物质。食物纤维在肠道有利于厌氧有益菌的活动生长，抑制嗜氧有害菌生长，使大肠中的胆酸生成量减少；另一方面稀释并降解肠内有毒物质，使粪便变软，刺激肠的蠕动，加速粪便排出，减少粪便中致癌物质与肠壁接触的机会，从而防止可能产生的癌变。

美国素食者的心血管疾病发病率低于一般美国人，这和素食者饮食中食物纤维含量多、动物脂肪低有关。冠心病的发病与血清胆固醇水平有关，食物中的果胶能结合胆固醇，木质素能结合胆酸，增加胆固醇及其代谢产物从粪便中排出，因而具有降低血脂的作用。果胶能延长食物在胃内停留时间，抑制淀粉酶的作用，因而延缓葡萄糖的吸收，使餐后血糖上升幅度有所降低，有利于糖尿病人病情好转。多食用含食物纤维多的食物，可以减少糖尿病人的血糖和尿糖量。

粗粮中含食物纤维多，食物纤维有益健康，但是粮食也不宜太粗，加工过粗的粮食，影响对食物中蛋白质、脂肪等营养素的消化，降低食物的利用程度。粗加工粮食中含有较多的植物酸，影响食物中微量元素锌、铁的吸收。此外，食入过多的食物纤维，会引起胀气和增加大便次数等腹部的不适感。

因此，每日的膳食，既不要吃的太精，也不宜吃的太粗。主食粗粮细米搭配，副食荤素搭配，每日食用一定量的蔬菜水果，饮食不偏食，这样才能达到人体对各种所需营养素的平衡，保持身体的健康。

要科学选择保健品

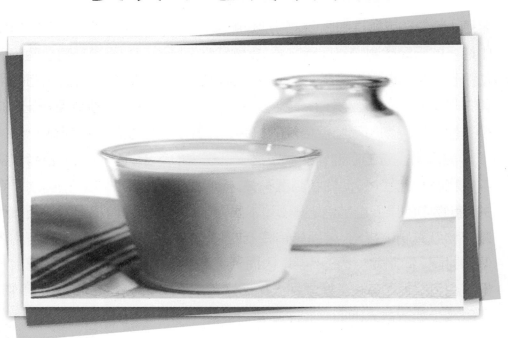

　　随着现代生活的进步，人们更关心自身及下一代的健康状况，也有条件选择营养保健品来加强营养。目前营养保健品的种类很多，如何来选择对于青少年是十分重要的，尤其是对于少年儿童正在身体生长发育阶段，必要的营养保健品会增强体质，促进生长，否则，不良的营养品会适得其反，损害健康，甚至影响一生的健康。

　　营养保健品是根据营养需要向食品中添加营养强化剂，即通过新工艺使固有的营养成分容易消化吸收，进而增强营养价值的特殊食品。它的使用目的可以是弥补某些食品天然营养成分缺陷，或使某种食品中含某些营养素较高，具有一定的生理作用。由于营养保健品的种类不同，其生理作用也不同，因此，选择保健品要科学、适当、适量、适时。

　　我们在选择营养保健品前，必须要了解自身的营养状况。少年儿童正在身体发育的重要阶段，对一些营养素需要量大，如果从正常的饮食中不能摄取足够的营养，可以选择适当的营养保健品。但必须记住，儿童的营养状态必须是以医生检查后的诊断为依据。不能以自己的推断或是某个非医疗单位的单项检查为标准。

1994年，国家卫生部颁发的《保健食品管理法》中明确规定，保健品是"具有特殊功能的食品，适宜于特定人群食用，可调节机体的功能，又不以疗效为目的。"绝大多数保健品没做动物实验，只有少数经过人体试验，不准用于疾病治疗，至于能否达到保健效果就又另当别论了。

当我们需要选择营养保健品时，最好听从医生或营养师的建议；也可以根据营养保健品的说明来正确地食用。选择针对自身需要的保健品，不能盲目地食用。当我们发现缺钙时，可以选择补钙产品；在食用保健品过程中，要注意食用的剂量、时间，不能认为越多越好，因为营养素过多，也有损害作用或出现中毒。例如，儿童摄入过多的锌会引起锌中毒，导致铜的继发性缺乏，损害免疫器官和免疫功能。当购买营养品时，我们要认清产品的功能、所含成分、适用范围、食用禁忌、使用的剂量等，以及生产厂商、生产日期、保质期，保证产品质量，从而保证食用安全。

作为少年儿童，我们应该培养合理的营养饮食习惯，从正常的食品中获取全面平衡的营养。当有必要食用营养保健品时，要遵从医生和营养师的建议，科学地、慎重地选用，以免得不偿失，有害身体。

维生素 A 给眼睛带来光明

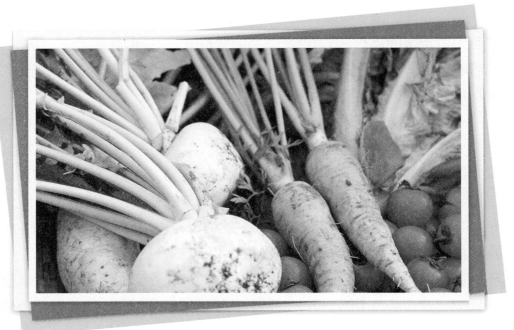

050

我们都想有一双明亮的眼睛。少年儿童是人体生长发育的重要阶段，同时少年儿童在学习过程中使用眼睛最多，易于使眼睛疲劳和受到损害，因此，维生素 A 对于少年儿童更为重要。

维生素 A 是人体内需要的营养素——维生素中的重要一种。它是由多个物质组成的一类脂溶性的物质，包括视黄醇、视黄醛和视黄酸三种，天然维生素 A 主要以视黄醇形式存在，通常讲的维生素 A 常指视黄醇，在体内可氧化为视黄醛，还可进一步氧化为视黄酸。维生素 A 又可分为维生素 A_1 和维生素 A_2，维生素 A_2 的生理效能仅为 A_1 的 40%。目前应用的多为维生素 A_1。此外，许多植物含有类胡萝卜素物质，如 α、β、$\gamma -$ 胡萝卜素及玉米黄素等，可转变为维生素 A，故称为维生素 A 原。

人体内维生素 A 的主要生理作用是用于人体的眼睛，能使眼睛中视觉细胞内感光物质视紫红质的合成与再生，让人能够看见物体。人从光亮处进入暗处时，过一会儿才能看见物体，这一过程被称作暗适应，这主要是由于视紫红质再生后才能在一定的光亮下看见物体。

当人体内维生素A不足或缺乏的时候，视紫红质产生得少或速度慢，人能看见物体的时间要延长很多，也就是暗适应时间延长。严重的维生素A缺乏，会造成夜盲症，就是在黑天时，人看不见东西。另外，维生素A缺乏最明显的表现是干眼病，这时人眼睛的结膜和角膜变性，泪腺分泌减少，可发生结膜皱纹、失去正常光泽、混浊、变厚、变硬，甚至溃疡、糜烂、穿孔。患者常感到眼睛干燥、怕光、流泪、发炎、疼痛，发展下去可致失明。

维生素A缺乏症在许多国家和地区发病人数很多，在我国也多见，特别是少年儿童。我们应该注意从膳食中得到足够的维生素A。维生素A的最好食物来源有各种动物的肝脏、鱼肝油、鱼卵、全奶、奶油、禽蛋等；各种深色蔬菜和水果，如菠菜、空心菜、莴笋叶、芹菜叶、胡萝卜、豌豆苗、辣椒及水果中的芒果、杏子及柿子等，含有维生素A原较多。在每日的膳食中应多注意选择这些食物。通过医生诊断有维生素A缺乏症时，可遵照医生的建议，服用维生素A的制剂，不能用量过大，以免引起维生素A的中毒。

维生素不是越多越好

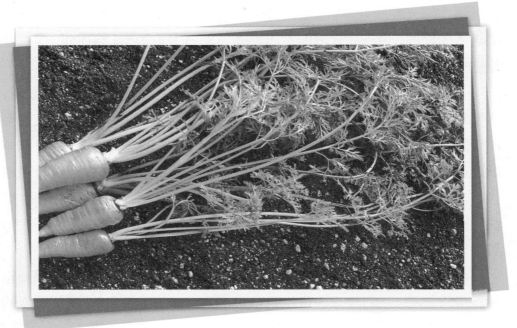

当前，在一些人看来，维生素是人体需要的营养物质，并且维生素有许多生理作用，促进少年的生长，增强人体对疾病的抵抗力等。因此人们就认为，人摄入维生素越多越好，其实这是一种错误的看法。

维生素是人体必需的一类营养素，它们在人体内不能合成，也不能大量储存，必须经常从食物中供给。人体需要的维生素有许多种类，一般根据它们的溶解性分为水溶性维生素和脂溶性维生素。

水溶性维生素主要有维生素 B_1、维生素 B_2、维生素 PP、维生素 B_6、叶酸、维生素 C 等，它们的特点是容易溶解在水中，所以水溶液性维生素及其代谢产物较易自尿中排出，一般不容易引起过多症；水溶性维生素一般无毒性，但极大量摄入时也可出现毒性，例如，被称为抗糙皮病因子的烟酸大量摄入后，会出现颜面潮红、头和四肢发热、蚁走感、瘙痒感、出汗等。长期大量应用后往往发生肝损伤、糖耐量降低、高尿酸血症等。再如，维生素C有抗坏血病、协助造血，还有抗癌作用。但是过量服用，可以引起草酸尿、高尿酸血症、高钙血症和低钠血症。如果摄入过少，可较快地出现缺乏症状。水溶性维生素在许多食物中都有丰富的含量，谷类中含有B族维生素，鱼、肉类、蛋黄、乳类中含丰富的维生素B_2，水果和蔬菜中含大量的维生素C，因此，在合理的膳食中人体是不会缺乏水溶性维生素的。

脂溶性维生素主要有维生素A、维生素D、维生素E、维生素K；它们容易溶解于脂肪及有机溶剂中，在食物中它们常与脂类共同存在，维生素A、维生素D主要存在于动物的肝脏中、奶蛋类食物里，维生素A还存在于有色的蔬菜和水果中；在人体内脂溶性维生素主要储存在肝脏中，如摄入过多，可引起中毒，摄入过少，可缓慢出现缺乏症状。可见在正常合理饮食的情况下，膳食中脂溶性维生素的含量是能满足人体需要的。

如果人体出现了维生素缺乏症的情况，可以在医生的指导下服用维生素的制剂，以治疗缺乏症。但是，如果人体在正常的营养状态下，就没有必要过多地补充维生素，尤其是维生素A、维生素D和维生素E，在人体内容易储存，过多时容易引起中毒，从而损害健康。所以，维生素不是越多越好。

青少年服用过量维生素轻度中毒，症状不明显，不被引起注意。可是，医学临床抢救重度维生素中毒也不少见，应该引以为戒！

苹果保健新发现

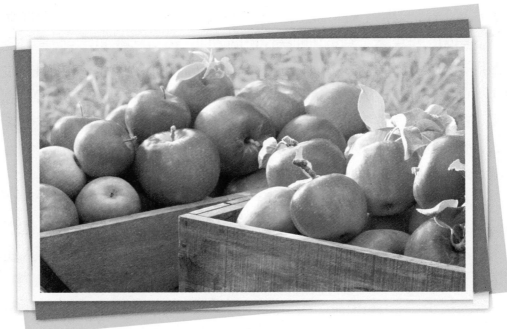

054

　　苹果，是人们所熟悉的，连老人、孩子都喜欢的水果。但是，许多人只知道好吃，其营养价值、生理功能、化学结构等可能不尽了解，尤其近来发现些预防疾病的新用途可能更鲜为人知了。

　　苹果是蔷薇科落叶乔木结的果实。西洋苹果原产于欧洲、中亚细亚等夏季干燥地区。中国苹果原产于我国辽宁、山东、河北、陕西、甘肃等地，应该说从黑龙江到云南、贵州均有分布。著名品种有"金冠"、"元帅"、"红星"、"甜香蕉"、"国光"等。

　　苹果含有的主要成分是果胶和苹果酸，苹果酸的学名为"羟基丁二酸"。其分子中含有一个不对称的碳原子，因此有两种旋光异构体和一种外消旋体，天然物为左旋体。苹果酸易溶于水和乙醇，有爽快酸味。

　　近来，许多研究证明，苹果具有独特的保健作用。

预防心脑血管疾病。英国著名药理学家苏珊·奥尔德里奇博士研究发现，苹果中含有15％碳水化合物及苹果酸、果胶、维生素A、维生素C、维生素E、钾等，尤其是多酚及黄酮类物质能预防心脑血管病。美国艾尔·敏德尔博士研究指出，苹果中的可溶性纤维果胶，可有效地降低胆固醇。一个中等大小苹果可提供3.9克纤维素，削皮苹果只剩2.7克纤维素。实验也证明，每天吃两个苹果的人，胆固醇可降低16％。

预防癌症。苹果中的多酚有抑制癌症的作用。日本弘前大学试验证明，苹果多酚能抑制癌细胞的增殖。动物实验显示，在生存率试验和癌细胞增殖实验两方面，苹果多酚都有较好的抗癌功效。

改善肺功能。英国圣乔治医学院研究人员说，每周食用5个或5个以上苹果可改善呼吸系统和肺功能。他们的研究报告指出，苹果中含有大量的槲皮苷和黄酮类抗氧化剂，可以保护肺免受污染和烟的损害。

促进体内毒素排除。俄罗斯科学家研究指出，果胶及含果胶的食物，如苹果、香蕉等能促进胃肠道中的铅、汞、锰及铍的排放。不管是在接触铅之前还是在接触铅之中，食用苹果均能起到防止铅中毒作用。

预防糖尿病。苹果中的可溶性纤维果胶可以调节机体血糖水平，预防血糖的骤升和骤降，促使血糖的稳定性。

如今，不少青少年把食品眼光盯在稀少的进口水果和稀奇的水果上，没看得起苹果的丰富营养价值，那可真是大错特错了！苹果是人体保健的极佳果品，还是刮目相看吧！

用饮食为辐射告急解忧

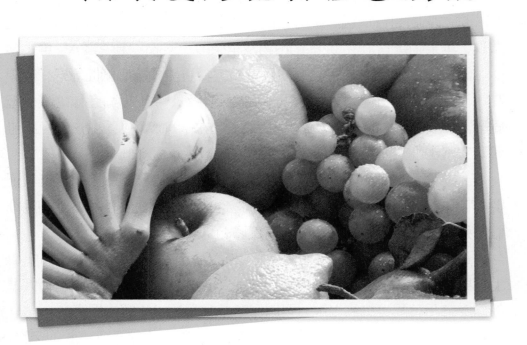

　　如今，随着科学技术的飞速发展，家用电器的种类繁多，使用频率明显增高，几乎大家每时每刻都离不开。像电视、电冰箱、洗衣机、微波炉、电脑、电扇、电褥子、电磁炉、电炒锅等，使用起来得心应手。至于手机也脱去了"大哥大"时代的荣耀，成为当代人常备之物。可是，人们不注意时，这些家用电器发出的电离辐射也悄悄地向人们袭来，让我们自己生活在电离辐射的天罗地网之中。

　　如今，房子越大越好，装修也越来越精致，大理石、釉面砖已成了装饰新居的必需品。然而，这些矿物质建筑材料所含有的放射性物质正在向我们慢慢袭来；社会上不少特殊行业和场所，如：医院放射科、核电站、高压电线、工业探伤等场地均具有较强的电离辐射。人们在日常生活中不可避免地处于电离辐射之中，虽然一般接触剂量较低，但是对人体潜移默化的伤害也是不容忽视的。目前辐射被列为继水、大气、噪音污染之后的第四大污染。

电离辐射是看不见的杀手。那么，电离辐射是怎样损伤人体的呢？

电离辐射因"自由基"伤害人体。大家知道，人体在吸入氧气的作用下，将营养物质在酶类帮助下代谢成二氧化碳和水，极少部分变成了"自由基"。一旦有了外来的电离辐射，人体内水分子被电离辐射活化，产生了大量氧自由基。超过了机体清除能力，自由基便会像泡沫一样在体内堆积，对人体细胞造成直接损伤，甚至会出现组织功能障碍。

电离辐射对身体各系统均可造成损伤，特别是对免疫、神经、造血和生殖系统。长期处在强辐射环境中，会使人出现头痛、头晕、脱发、视力减退、失眠多梦、皮肤老化、记忆减退等症状。生殖细胞遭受电离辐射后则可发生死精、死胎、流产、早产、胎儿畸形、发育迟缓、体质差或容易发生肿瘤危险。

应用食物抗电离辐射是行之有效的好方法。平日里多吃些能提高人体抗辐射的食物或者中草药是减轻辐射伤害的好方法。

牛奶、酸奶及动物肝脏可纠正辐射导致的代谢紊乱。卷心菜、花菜、茄子、扁豆、胡萝卜、黄瓜、番茄等蔬菜，橘子、山楂、苹果、香蕉等水果。口服些营养保健品，如维生素E、维生素C等，能提高人体抗辐射的耐受性。绿茶中的茶多酚可加快体内活性氧自由基的清除。菊花、蒲公英、马齿苋、红景天、枸杞、阿胶、山药、茯苓、党参、人参、陈皮、甘草等中草药对于抵抗辐射有一定效果。

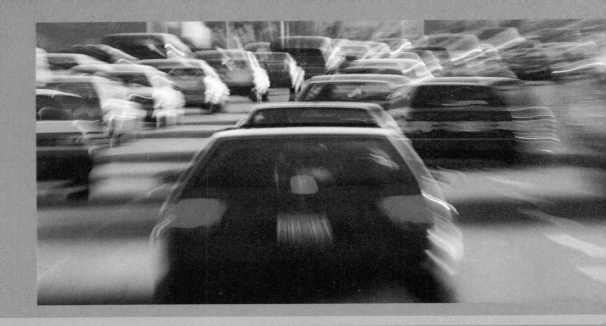

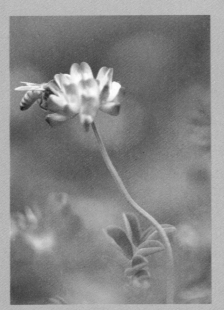

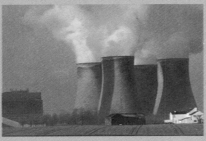

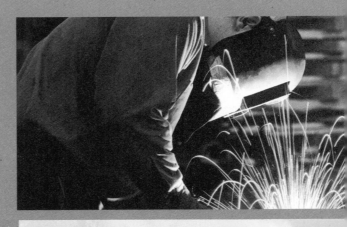

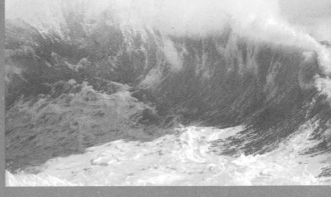

第三章 为子孙遏制环境污染

在漫漫的历史长河中，经过了无数次变迁、发展，才在地球上逐步形成了稠密的大气、浩瀚的海洋、大川高山、广原密林，同时也出现了各种生物。面对频繁变化着的大自然，生物界经历了严峻的考验。为了生存，必须作出最大的努力来适应变化着的环境。

环境是一个自然、历史的综合体。它既是人类赖以生存的物质基础，控制并影响着人的生存，同时又是人类改造和利用的对象。人与环境对立统一的辩证关系是长期进化而相适应的结果。如今，人类向大自然索取的过头了，造成了人与自然之间不能适应，失去平衡，难以协调，致使自然界反抗和报应。人为因素造成的环境污染，破坏了环境的结构和状态，使环境素质恶化，从而干扰人类的正常生活条件，对人体健康造成了直接或间接、甚至是潜在的不利影响，这就叫做环境污染。具体地说，环境污染是指有害物质，特别是工业三废(即废液、废渣和废气)对大气、水源、土壤、食物等环境因素的污染，并达到致害程度。

造成环境污染的原因主要有三个方面：化学的、物理的和生物的。化学方面的是指向环境直接排放有毒化学物质，例如，汞、苯、铅、镉、砷、化学农药等；物理方面的包括辐射、振动、噪音、废热等；生物方面的有各种病菌、致病霉菌、病毒、寄生虫等对环境的污染。

环境污染对人体健康的威胁越来越严重了。一般说来，污染物对人体的危害程度与它的物理、化学性质，浓度大小，污染的方式，进入人体的途径，以及中毒者的生理状态等各种因素有关。因此，环境污染致病是一个复杂的过程。

20 世纪是人类科学技术飞速发展的时代，也是环境污染最严重的世纪。在环境污染对人体的危害应对中，环境医学也相应而生。如今环境医学已经发展成为联系着多学科、多门类、多行业的综合性科学。在临床医学和预防医学上发挥着巨大的作用。

生命与大气息息相关

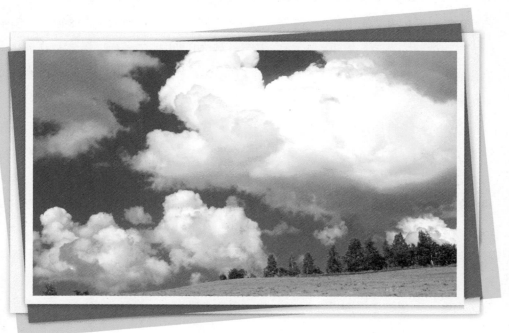

　　人类生活的自然环境，是处于不断运动着的物质世界。空气层不仅由于地球自转运动与气象条件的影响而发生横向运动，也由于对流作用而发生纵向运动，所以空气的组成并不是一成不变的。尽管自然界火山喷发、森林大火、人类的污染等能使大气变坏，但是依靠大自然本身的运动和机能，能使空气成分又恢复到原来的状态。大自然这种恢复机能称之为自然净化能力。

　　人们指的大气污染，主要是由于人类的生产和生活活动引起和扩散到大气中的污染物质，其数量、浓度、性质以及在大气中持续的时间等因素的综合作用结果，可能会使某地区生物体的生命和人类的健康或生产、社会活动受到影响。对于空气污染危害也是这些年才被重视的。

　　随着人类的进步和科学技术的发展，对于空气的认识也在不断深入。

据资料记载，我国发现空气成分的历史比欧洲早1000年左右。古人发现"活"的气体可支持燃烧和供给呼吸，没有它生命就难以生存，而"死"的气体不能助燃，生命会死亡。到18世纪末期，人类比较精确地测出，空气中有21％的体积是氧气，有78％的体积是氮气。后来又发现些"惰性气体"或"稀有气体"。

空气是人类和其他一切生命机体时刻不可缺少的生存条件。一般成年人每天约需呼吸1万升空气，相当于13.6千克重。大约为一天食物重的10倍，饮水量的3倍。一个人几周不进食，几天不饮水尚可生存，如果断绝空气几分钟就要死亡。可见，空气对于人类的生存具有何等重要的意义。

与生命关系最密切的是氧和氮。氧是人体的生命元素，在人的生存过程中，时刻不停地从空气中吸入氧气，呼出体内生成的二氧化碳。氧通过肺细胞壁与血液中的血红蛋白结合，输送到机体全身，并通过细胞内的一系列生物化学反应，释放出能量。如果空气中混入比氧更容易与血红蛋白结合的其他有害物质，例如一氧化碳、氰化物等，当它们浓度达到一定水平时，可以将氧取而代之，结果氧的输送障碍，机体各部分，尤其是心脏和脑组织因缺氧会出现水肿、坏死，以至于生命死亡。

氮是人体的一种营养元素。大气中的氮不能被人体直接利用，要经过微生物的作用，继而被植物吸收，再通过食物链被动物和人类利用，形成生命必需的基础物质蛋白质。

如果空气受到了污染，有害气体混入空气中，相对空气中氧气含量减少了，那么生命就受到了严重威胁。为了人类健康，为了子孙后代，环境保护应该被重视了。

空气污染对人体的危害

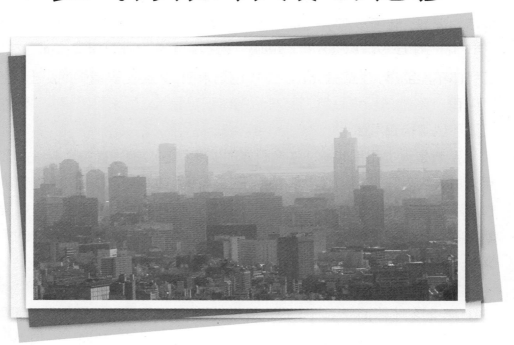

近些年来，人类对空气污染的认识越来越深刻了。空气污染物可以通过呼吸系统进入人体内，也可以通过接触皮肤、眼睛等部位危害人体，但是前一种途径具有更大的危险性。

人体具有许多预防空气污染的结构装置。

鼻子是呼吸系统的第一道"门户"。在鼻腔中有丰富的毛细血管和分泌黏液的腺体，鼻孔里还长着很多鼻毛。鼻腔对吸入的空气起着湿润、预热和过滤作用，以防止干燥和寒冷的刺激。吸入的尘粒受到鼻毛的阻挡或黏住而排出体外；鼻腔后面是咽喉部，构成了呼吸系统的第二道"关卡"，有进一步湿润、加温和净化空气的功能。若吸入有毒物质，会立即咳嗽，排除异物；与咽喉相连的气管与支气管，管壁上覆盖一层纤毛细胞，这些纤毛由里向外摆动，不断清除气管内的垃圾和吸入的粉尘；支气管再分枝后，与肺泡相连，到了肺的最小单位，是与血液气体交换的地方。肺泡的表面积总和为100多平方米，吸收空气中的氧，排出血液运输来的二氧化碳。如果呼吸道与污染空气频繁接触，各种有害物质对呼吸系统的危害是严重的。

首先见到的是急性中毒，在大规模工业污染或者企业偶然泄漏毒气，容易引起急性中毒。例如，比利时的马斯河谷事件。那是1930年12月1日至5日，因气候反常，浓雾覆盖，大气污染物不散，大量居民急性中毒，几千人患呼吸道疾病，死亡60多人。经解剖证实，化学污染物损害了呼吸道内壁。经分析污染物30多种，以硫氧化物为危害最大的。

其次是常见的慢性中毒，其慢性致病作用机理比较复杂，受害程度与污染物特性、浓度之间的相关性要经过长期考察后才能获得比较明确的结论。空气污染引起的慢性病最重要的是呼吸道疾病，包括慢性支气管炎、肺气肿、支气管哮喘、尘肺、肺癌等。

近年来，世界各大城市因空气污染而引起的呼吸道疾病发病率不断上升，病情日趋严重。近20年来，呼吸道疾病发病率增加了9倍，对青少年损害尤为严重。据我国有关部门研究，呼吸道患病的青少年比对照组高1.6～5.3倍。由于肺癌的发病不断增加，研究证实是空气污染的致癌物质，诸如飘尘上吸附的3，4-苯并芘、多环芳香烃，粉尘中的石棉、镍、铬、铍、砷等所致。

可见，空气污染已经严重危害着人类健康，尤其危害青少年的茁壮成长，全面保护环境已经迫在眉睫了。

大气污染与气象变化

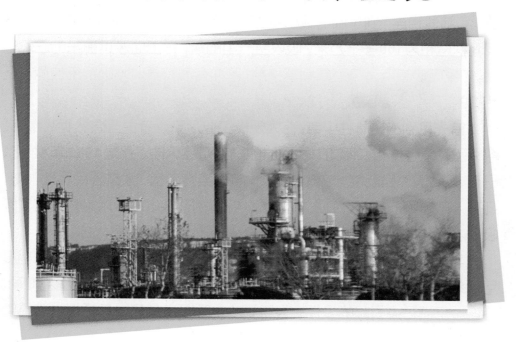

　　一个工业城市的污染物排放种类与数量在一段时间内一般不会有较大的变化，而空气污染物的含量与危害程度常常发生明显的差异。这说明，空气污染除了与污染物本身的种类、数量有关外，还要考虑它在大气中扩散运动、稀释等因素的影响，特别是气温、气压、风向、风速、降雨、逆温层等条件的影响。

　　风的影响：空气对于污染物有自然稀释作用，这种能力与风向、风速和逆温层等气象因素相关。众所周知，空气流动便成风。风的流速时大时小，有阵发性。风的方向也不是固定的，在主导方向的上下左右无规则摆动。风的这种无规则阵发性和摆动叫做大气的湍流。湍流又有尺度大小及强弱的差别，好像大小不等旋涡混杂流动着，大气中的污染物就是靠风及湍流进行输送、扩散和稀释的。风向对于大气污染的作用很明显，处于污染源上风头的空气不易被污染，下风头地区则易受污染。1982年湖南郴州发生一次二氧化硫污染中毒事件，其中慢性咽喉炎患者943人（占77.8%）；慢性支气管炎患者427人（占35.2%），慢性鼻炎患者301人（占24.8%）。绝大多数是位于下风头的工人。

逆温层的影响：正常大气对流层中空气是上冷下热，下层热空气不断上升，使地面污染空气得以扩散，避免严重污染。然而局部的上热下冷的反常现象也有发生，此时地面的气流无法上升，污染物质在地面附近滞留。如污染继续不停地排放，其浓度不断增高，最终达到危险程度，这种上层气温高、下层气温低的大气层称作逆温层。纵观世界上一些著名的空气污染事件，无不与逆温层的气象条件有关。逆温层的高度与厚度不同，对空气的作用也不一样。

近地面的逆温层影响最大。烟囱冒出的烟形状与逆温层的变化，对判断空气污染很有实用价值。波浪形烟，风向流动扩散稀释很快，不会发生空气污染；扇形烟，表示存在逆温层，烟气难以扩散，容易造成污染；熏烟形（或下扩形）烟，说明上层稳定，下层不稳定，污染源的下风头最易污染。

雨和雾的影响：雨水对于污染空气起到"洗尘"作用。污染物粉尘、二氧化硫（SO_2）、硫化氢（HS）、氧化氮（NO_x）等物质与雨水接触时，或溶于水中，或被水滴吸附落下净化了空气；浓雾常出现无风天气，浓雾犹如一层厚厚的覆盖物，把地面牢牢地掩蔽起来，使污染空气难以向上扩散，促使污染加重。加上二氧化硫在雾中形成亚硫酸（H_2SO_3），加剧了危害程度。

综上所述，气象条件对大气污染有密切关系，只有综合治理，控制毒物排放，充分利用气象条件，才能避免中毒事件的发生。

工业繁荣扩大了空气污染

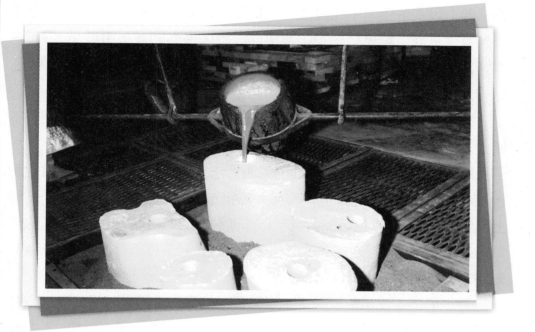

　　工业的繁荣昌盛使人类的生活水平不断提高。可是，在工业繁荣的背后，也给人类带来了不尽的灾害，那就是扩大了空气污染。

　　通常认为，大气污染来源有三类。首先，人们为了获得能量而进行的大量燃烧活动，煤、石油、天然气、木柴等燃烧过程中，将大量污染物质释放进大气；其次，工农业固体废物、城市生活垃圾在焚毁处理时，也有许多污染物质排入大气；最后，各种工业生产过程排放的有害气体也是大气污染的主要来源。

　　一些工矿企业在生产中形成的大量废气，严重地污染了环境。例如，火力发电厂以煤、石油或天然气做燃料，我国火电厂主要是燃煤，煤中含有较多的灰分（5%～20%）和硫（1%～5%），燃煤过程就有大量粉尘和二氧化硫（SO_2）气体产生。迄今为止，火电厂已是大气污染最大固定污染源。据估计，全世界每年从火电厂排入大气的废气多达几千万吨，约为燃料重量的0.05％～15％，其中二氧化硫（SO_2）约58％，粉尘约17％，氧化氮（NO_x）约15％，一氧化碳约5％，碳氢化合物（HC）约5％。火电厂排放的大气污染物在整个工业系统中占很大比重。以美国为例，火电厂每年排放的污染物质有二千多万吨，其中二氧化硫占整个工业排放量的50％，粉尘占25％，氧化氮占25％。

冶金、钢铁工业对大气污染的影响也很大。在钢铁工业的焦化、炼铁、炼钢、轧钢与精制的五个主要生产过程中，都是重大的大气污染源。在焦化车间里，常常是浓烟滚滚，炼钢厂上空一片灰黄色。在这些烟尘中包含有大量的粉尘和多种有毒气体。其次，建材工业、化学工业、食品工业的生产活动中也产生并排放进大气中许多有毒有害气体。还有，交通运输工具，如汽车、火车、飞机、轮船等，尽管规模较小，分散流动，但其数量庞大，来往频繁，具有流动特点，其排放的有害气体也是十分严重的。现代社会，特别是经济发达国家，交通运输业极为发达，人口稠密，汽车数量惊人，交通频繁，车水马龙，汽车废气已成为大气污染的最重要原因。美国1970年汽车的排污量占总污染源排放量的47％，十分惊心动魄！发达国家的航空运输业也是污染危害惊人。美国1967年其飞机排出污染平均值：一氧化碳92.4万吨，碳氢化合物15.2万吨，氮氧化合物1.6万吨，粉尘1.1万吨。

然而，今天的大工业污染更为严重了，青少年的健康受到了严重影响，应该引起全社会的足够重视了！

大气中的主要污染物质

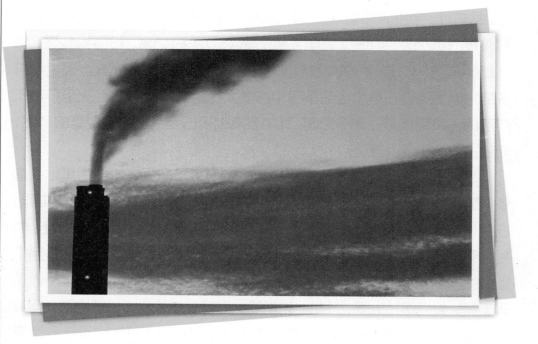

　　大气污染的种类很多，过去有些还没认识到。近些年来已被注意到，并提出100余种。其中影响范围广，对人类环境威胁较大的有烟尘、二氧化硫（SO_2）、一氧化碳（CO）、二氧化氮（NO_2）、碳氢化合物（HC）等。烟尘和SO_2是产生硫酸烟雾的原料和触媒剂，NO_2、CO、HC在阳光作用下形成光学烟雾，这些污染物具有腐蚀性和刺激性；HC中还含有致癌物质，是人体健康的潜在危害因素。

　　据不完全统计，目前全世界每年排入大气的污染物达6亿多吨，其中粉尘、CO、SO_2最为严重，分别占总量的16%，24%和36%左右。

　　首先说烟尘。烟尘包括烟和粉尘，是一些飘浮在大气中大小不一的微粒物质，大部分是固体颗粒，也有液体微滴。烟是产生于燃料的不完全燃烧。通常认为，烟是一种含有固体、液体微粒的气溶胶；固体有煤黑、粉尘等，液体有水滴和硫酸雾滴等。

石油是仅次于煤炭的重要能源，系液体燃料，90％以上的成分是烷烃，其余是烯烃和芳香烃，元素组成是碳、氢、氧、硫、氮等。在石油和天然气燃烧过程中同样存在着烟黑问题。无论是煤、石油还是天然气，如果燃烧不完全同样有烟黑，只不过是多少而已。

其次说粉尘。粉尘按其颗粒大小可分两类，直径大于10微米为降尘，能较快降到污染区的地面上；直径小于10微米的，以气溶胶形式长期飘浮在空气中，这一类称飘尘。通常，对大气污染起主要作用的颗粒物质，其粒度范围约在0.001～100微米之间。以粉尘的物理状态而论，尚有固体颗粒和液体雾滴之分。据分析，除了碳粒和硅酸盐以外，粉尘中还含有多种重金属和无机盐类，诸如，铅、镉、汞、砷、铬、铍等，还有金属卤化物和化学农药等；粉尘中飘尘的表面积很大，能吸附各种有毒物，例如芘、苯并(a)芘、苯并(e)芘、苯并苊、苯并蒽等，其中有的是致癌性物质。

再次说二氧化硫和酸雨。大气中有很多含硫物质，包括二氧化硫、三氧化硫、硫酸烟雾、硫化氢、硫醇等，其中二氧化硫名列前茅，素有"大气污染元凶"之称。世界每年排放的二氧化硫量多达1.5亿吨，仅次于一氧化碳，占第二位。硫是地壳中分布广泛而丰富的元素，煤中含硫量为0.1％～10％，原油中含硫量在1％。我国全年排放二氧化硫量为1400万吨，是世界二氧化硫排放大国之一。到1999年世界二氧化硫排放量达34亿吨。这些物质在大气中与水相溶就形成酸雨，直接影响动植物的生命和人类的生活环境。

遏制环境污染迫在眉睫，下一代的健康亟待关注。我们万不可等闲视之了。

污染破坏了"空气维生素"

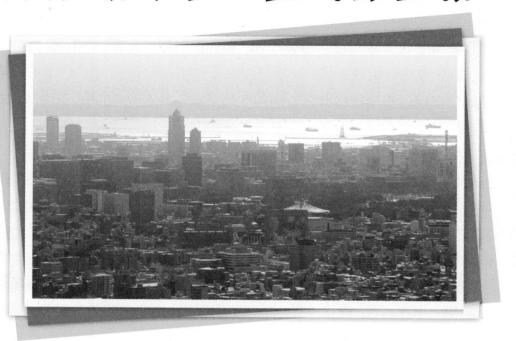

　　人体为维持生存和健康，需要每日从食物中摄取多种营养素，其中包括有数量不很多的维生素。现代科学研究揭示，人体不断进行呼吸，除供给机体氧之外，空气中含有的负氧离子像维生素，对人体的健康有很多的益处，因而人们把空气中的负氧离子誉称为"空气维生素"。

　　空气中的气体分子，在一般情况下呈中性，但是当受到外界因素如宇宙线、放射线的作用或雷电、瀑布、海浪的冲击等强烈的作用时，可使中性气体分子失去外层电子而成为带正电荷的正离子，游离的电子则同另一个中性分子相结合，成为带负电荷的负离子。负氧离子则就是负离子中的一种，它无色、无味，能中和空气中的有害物质，使空气变得清爽新鲜。人们在海滨、公园、山林、瀑布、喷泉附近漫步时，感到空气新鲜、心旷神怡；在夏季雷雨交加之后，感觉到空气特别清新，令人舒爽，这就是同空气中所含的负氧离子数量的增多有关。而在空气污浊的闹市区或拥挤的公共场所，往往会感到胸闷、头昏、头痛等不舒适感，这也与空气中负氧离子数量的减少有关。

空气中的负氧离子，对人体有良好的作用，它能促进机体的新陈代谢，改善肺的换气功能，使肝糖元含量增加，血糖降低，还可改善人体的免疫功能。负氧离子在吸进人体后，能调节中枢神经的兴奋和抑制，起镇静和镇痛作用；促进组织细胞的生物氧化还原过程，防止组织衰老，改善睡眠，振奋精神，提高工作效率。在临床医学上，应用吸入负氧离子，治疗高血压、支气管炎、支气管哮喘等疾病。临床实践证实，应用负氧离子治疗3000例哮喘病人，20岁以下患者的有效率高达98％；40～60岁的患者，也有83.3％的疗效，这是用其他药物所难于达到的。除此之外，负氧离子对更年期综合征，晕眩及表皮的烧伤等也有辅助治疗作用。

为了使人们获取必要的"空气维生素"，现在已有各式各样的空气负离子发生器问世并走进了千家万户，使家庭内的空气清新，对人们的身体起着保健作用，使人们享受舒适。但是空气污染，可破坏"空气维生素"，空气污染越严重，负氧离子的减少越多。为了人类的生存和健康，使"空气维生素"免遭破坏，我们要保护好环境，防止室内外空气遭受污染。

维护人类良好的生存环境是利于子孙万代的大事。那么净化空气，营造足够量的空气负氧离子也是保持健康的有益举措，为了健康长寿，亲近负氧离子吧！

氮氧化物与光化学烟雾

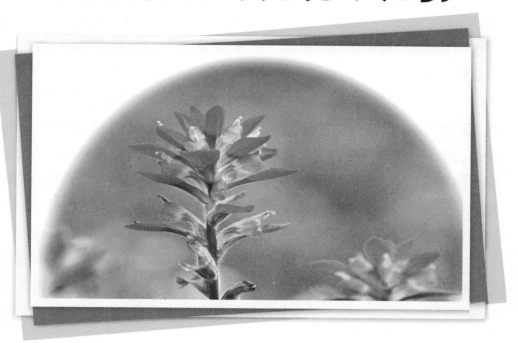

　　氮氧化物就是元素氮(N)与氧(O)相结合的物质。由人类活动排放大气中的氮氧化物共有七种：一氧化氮(NO)、三氧化二氮(N_2O_3)、三氧化氮(NO_3)、硝酸(HNO_3)、五氧化二氮(N_2O_5)、亚硝酸(HNO_2) 等。污染较严重的是NO和NO_2，通常用NO_x表示这两种成分的总量，称之为氮氧化物。

　　氮和氧都是空气中的常量组成成分，常温下两者不会发生反应。当温度高于1200℃时，氮能与氧结合生成一氧化氮，温度越高，一氧化氮的生成率越高。一氧化氮进一步与氧作用生成二氧化氮。一氧化氮与二氧化氮已经成为大气中常见的污染物，世界每年的排放量为5300万吨，是污染物中的第五位。

　　大气中的一氧化氮来自燃烧过程。燃烧产生的一氧化氮产量与温度和燃料类型等因素有关。燃煤的火力发电厂废气中，一氧化氮含量为

200～1200毫克/千克。若以大型燃气锅炉、燃重油锅炉和燃煤锅炉分类，氮氧化物浓度的平均值分别为200毫克/千克、300毫克/千克和600毫克/千克。据估计，燃烧10吨天然气约可产生NO_x6千克，1吨石油产生NO_x10千克，1吨煤产生8～9千克NO_x。

车辆与飞机的废气中含有大量的NO_x，汽车废气中NO_x的含量与车速有关，空挡和减速时，NO_x为5～50毫克/千克，恒速时为3000毫克/千克，加速时达4000～6000毫克/千克。在汽车密集的现代化大城市中，汽车废气致NO_x污染更为严重。例如美国洛杉矶市拥有几百万辆汽车，每天排放NO_x约有600吨。在美国大气污染的NO_x总量中，40%来自汽车废气。

一般说来，NO_x的毒性不算大，可是当一氧化氮进一步氧化成二氧化氮时，毒性可增加5倍。大气中的NO_x以二氧化氮为主，一个二氧化氮分子在大气中可保留三天，最后变化成两部分：一部分与其他物质反应，形成新的气相产物；另一种溶解于水，成为酸雨的来源之一。NO_x与其他大气污染物质，如一氧化氮、二氧化硫和碳氢化合物等，混合在一起，在太阳光紫外线照射下，经过一系列复杂的化学反应，最终形成一种浅蓝色烟雾，这就是有名的“光化学烟雾”。

光化学烟雾是一氧化氮、NO_x等气体物质生成的。生成的步骤有：一氧化氮在空气中氧化为二氧化氮；二氧化氮在太阳光紫外线照射下发生光化学反应生成一氧化氮和原子氧等氧化剂产物；原子氧与空气中的氧作用形成臭氧；臭氧等氧化剂与空气中的碳氢化合物反应生成一系列新的化合物。光化学烟雾包括臭氧、醛类、烷基硝酸酯、过氧乙酰基硝酸酯等有毒的无机和有机化合物，世界上因光化学产物引起的环境污染，大规模中毒事件触目惊心，应该引以为戒了。

警惕空气污染致肺癌

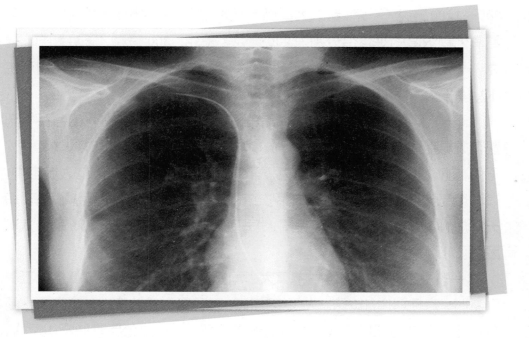

　　人体内新陈代谢的生理需要，时时刻刻都在从空气中吸入生命所必需的氧气。一个成年人每天正常呼吸约2.3万余次，相当吸入10立方米空气，以此供给每天800克的人体所需氧气。空气进入人体肺泡进行气体交换，即吸收氧气，排出废气。因此空气质量的好坏，会直接关系到人体健康。

　　空气质量随着工业和人类活动不断发展而恶化。据统计，目前全世界每年向大气中排放的污染物已达8亿吨以上。主要有：一氧化碳、二氧化硫、二氧化氮、二氧化碳，以及细颗粒尘、甲醛、碳氢化合物，还有苯并芘、聚乙烯等致癌物。尤其在冬季的供热采暖集中期大量燃烧煤炭等，更加大了空气污染的浓度。因为一般每燃烧1吨煤，会产生约70千克污染物。因此大量污染物使空气质量恶化，从而对人体形成直接和间接危害，故使肺癌发病率很高。目前许多西方国家肺癌死亡率，已超过胃癌、肝癌及子宫癌，而上升为第一位。肺癌的病因虽然复杂，但可以肯定地说，它与人口密集及空气污染程度成正比，尤其城市肺癌及死亡率，普遍高于农村及中小城镇。国外研究人员认为，有80％～90％的肺癌是由环境化学因素而引起。因此大气污染与肺癌呈明显的同步增长趋势，如美国近些年大气污染与肺癌均同时增加了一倍。

空气污染致病的过程：二氧化硫、煤烟、飘尘、化学烟雾、气溶胶粒子等，与具有很强吸附力和催化作用的苯并芘类的致癌化合物，以及有毒金属：铅、镉、铬、汞、锰、钒等一些物质，都长期在肺部沉积，滞留在肺壁上，使肺部逐渐产生弥慢性组织增生，进而演变发展致癌。

根据动物试验及病理学调查，目前具有致癌作用的空气污染物有30多种，其中苯并芘是最强的致癌物。苯并芘主要来源于煤炭和石油不完全燃烧所产生的废气。据测，每千克的黑烟中含苯并芘250～300微克、汽车每分钟排出尾气中苯并芘10～120微克、柴油机车每分钟排出尾气中苯并芘146～1870微克、100支香烟在燃烧过程中也能产生1～4微克苯并芘。

近年来，很多国家发现城市居民肺癌发病率很高，并有不断增长趋势。尽管现在致肺癌的原因很多，但大气污染是造成肺癌及死亡率增加的一个不容置疑因素。为了当代及子孙后代的健康，必须大力防治污染，净化空气，绿化大地，植树造林，尽量恢复大自然的本来面孔，努力改善生活环境及生态环境。

水质污染与生命灾难

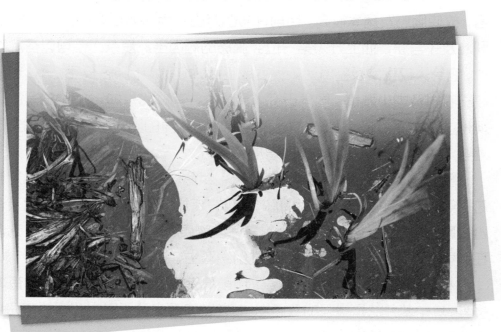

　　自然界的水是洁净的。随着人类的生活环境扩张和生产活动的发展，自然水体也受到了污染。引起天然水体污染的物质，叫做水质污染物。水污染物的种类繁多，大致可分为无毒无机物、无毒有机物和有毒无机物、有毒有机物四大类。无毒无机物是指一般无机盐和氮、磷等植物营养物质；有毒无机物主要指汞、镉、铅、铬等重金属及氰化物、氟化物等；无毒有机物指比较容易分解的碳水化合物、脂肪、蛋白质等；有毒有机物主要指苯酚、多环芳香烃和各种人工合成的多氯联苯、有机农药等。这些有害的污染物不仅本身有害，有的在水中还会与其他物质相互作用，产生新的有毒物质。

　　悬浮固体物质。污染水体中有一些大小不等的难溶性细微颗粒物质，由于颗粒细小，质量轻，难以在短时间内沉降，故在水中呈悬浮状态。水土流失和岩石风化悬浮固体物质，也导致水体污染。但重要的是工业固体废物和城市生活垃圾数量大、种类多、成分杂。工业废水和生活污水含有很多固体物质，污浊发臭，加深了水体浑浊程度。

酸、碱、盐等无机污染物。冶金、金属加工、化工、人造纤维、造纸等工业废水是水体污染的主要来源；而制碱、制革、炼油、化纤、碱法造纸等工业废水则是碱污染的重要来源。水体遭到酸碱污染后，水的酸、碱度（即pH值）发生了显著变化。若水的pH值低于6.5，或者高于8.5时，水体自净能力将受到影响，水生微生物生长受到阻碍，并对水下的各种设备和船舶产生腐蚀作用。水体长期受到酸碱污染后，水生物的种群会发生改变，鱼类减产甚至绝迹，给水系生态平衡造成不良后果。各种水溶性的无机盐类，特别是氯化物，引入水体后使水含盐量增加，水质硬度变大，有害于农田水利和人类生活。

重金属污染。水质污染中的重金属主要有汞、镉、铅、铬、钒、钴和铜等。其中以汞的毒性最大，镉次之。铅、铬也有相当的毒性。此外还有砷，它虽然不属于重金属，但其毒性与重金属相似，所以常常放在一起评说。引起水体重金属污染物的来源十分广泛，最主要的是工矿业排放的废物和废水，如金属矿山、冶炼厂、炼汞厂、电镀厂、仪表厂、印刷厂、染料厂、化肥厂等等。由于地区广泛，危害严重，被列为重点防治对象。

本来，供人类饮用的淡水资源越来越少了，全世界淡水资源越来越枯竭，甚至快达到危机的程度。加上水体污染严重，未来人类的生活受到了严重的威胁，到了该清醒的时候了！

氟污染的"黑牙病"

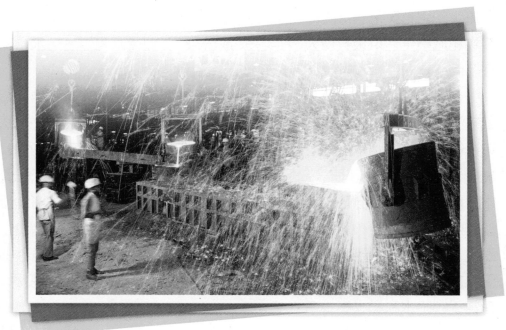

　　氟是一种淡黄色气体，有特殊刺激性臭味，极毒。氟的化学性质极其活泼，自然界中不存在纯粹的元素氟。氟化氢是一种常用的氟化物，有强烈的刺激性和腐蚀性，系无色有毒气体，易溶于水。氟化氢密度为0.921，沸点19.4℃。氟与氟化物广泛用于炼钢、炼铝、化工、磷肥、农药、玻璃、陶瓷、建筑材料、国防等方面。日常生活中的水果、蔬菜、牛奶、茶叶、海盐等也有接触。

　　环境中的氟有两个来源。一是自然分布，地壳中氟矿石有86种，如萤石、冰晶石、氟磷灰石、云母、电气石等等，占地壳总量的万分之二；另一个来源是工业三废，如炼钢、电解铝、磷肥生产、农药或塑料工业等都排放大量含氟废物。陶瓷厂、搪瓷厂、玻璃厂亦排放出氟尘和氟化氢。此外，煤中氟的含量也很高，核工业也产生一些氟污染物，加上磷肥、农药的大量广泛应用，对环境污染越来越重。

氟已被确认是人和动物必需的微量元素。环境中含氟过高或缺乏都会导致人体内含氟量失调，以致危害健康。

环境中的氟可以气体、蒸汽、粉尘或水溶液形态经呼吸道或消化道进入体内。吸收的速度和效率与氟化物的性质有关。氟化物被吸入后，很快进入血液循环，其中75%左右与白蛋白结合运转，少量氟离子可穿过毛细血管壁到达器官或组织。氟化物在身体内重点分布于骨骼和牙齿等硬组织中，少量分布于主动脉、心、肺、肝、脾、肾等软组织。它还能透过胎盘膜，有潜在致畸性危害。体内氟大部分随粪便和尿液排出，少量从汗腺、唾液和乳汁排泄。

我国的地方性氟病分布较广，病区遍及东北松辽平原、内蒙、山西大同、陕北高原、宁夏盐池吉兰泰、甘肃、青海、新疆的罗布泊和哈密地区，东南部的广东、广西、云南、贵州等地也有氟的地方病。例如云南滇东北的高雄县，居民以玉米为主食，而玉米中含氟量高达6.73毫克／千克，为正常值的10倍，长期食用氟污染物和水，避免不了氟中毒的危害。地方性氟中毒病人，感到头痛、乏力、食少、腹胀、四肢麻木、肌肉酸痛、关节不灵活等，其中最严重的是"斑釉齿"和"氟骨病"。斑釉牙又叫氟斑牙，通常又叫"黑牙病"。初期牙齿粗糙，失去光泽，随后变成黄色或棕色,间有暗褐色甚至黑色纹斑或斑块,分布面逐步扩大。牙质脆而易碎，有缺损、裂隙、沟纹和凹陷，甚至损坏。工业生产中接触氟化物的工人，氟斑牙的发病率高达40%。可见，防范氟污染中毒是何等重要。

铅污染"骨骼""神经病"

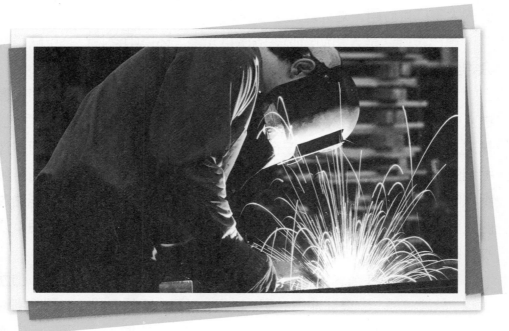

铅是一种灰白色金属，性软，可延展，熔点为327.4℃，当加热至400℃～500℃时有大量的铅蒸气逸出。无机铅大多数是二价离子，四价铅可与烷烃结合成烷基铅。常用的汽油抗爆剂四乙基铅就是一种有机铅化合物，是油状水果味的液体，挥发性很高，沸点约为200℃。

环境中的铅有天然存在的，也有人工污染的。地壳中铅含量约为10毫克／千克，在土壤、江河、湖泊、海洋中都有铅的踪迹。海水中含铅量为0.01～0.03微克／升。人为排入环境中的铅每年约为150万吨。

铅在工业方面应用很广，如制造铅字合金、蓄电池、水管、器械、焊接等均有大量铅污染空气。同时从铅矿开采、冶炼加工中也有大量污物进入环境。还有，汽车废气排放的含铅污染物也非同小可。据估计，全世界已有汽车3亿多辆，每年由汽车废气排出的四乙基铅约有60万吨之多。随着汽车的不断增加，大气中铅的污染量有93％来自汽车废气。大气中铅的污染浓度市区为1～1.5微克／立方米，交通拥挤区为14～25微克／立方米。大气中铅通常以微粒状态存在，粒径多数小于0.5微米，很容易扩散，可往远处传播。

空气中的铅是由呼吸道吸入人体，以粉尘、烟尘和气溶胶等形式引起人体中毒的。水和食物中的铅则从消化道食入。呼吸道吸收率为25％～50％，食道进入为5％～10％。末吸收铅随尿或粪便排出，摄入量的60％～85％是由汗液排泄的。人体每日摄入铅约为30微克，在体内常有蓄积作用，以不溶性的磷酸铅形式沉积在骨骼内。肝、脑以及其他脏器中有少量贮存。当空气中铅浓度超过0.05毫克／立方米时，可造成慢性中毒。青少年由于活动量大而先受其害。

轻度铅中毒开始症状是头晕、失眠、多梦、记忆衰减、乏力、关节疼痛，进一步出现腹痛、腹泻、食欲不振、手足麻痹等。有些铅中毒者血液和尿液中铅量增加，出现尿铅（正常值为1～100微克／升）和血铅（正常值为10～60微克／100毫升）。铅能使血液中原卟啉代谢和血色素合成发生障碍，因此，铅中毒大部分有贫血和红血球异常症状。此外，铅能置换骨骼中的钙，青少年对铅的毒害较为敏感。曾经发生过贫民窟儿童吞食从墙上剥下来含铅的油漆而引起中毒的悲惨事件，中毒儿童出现大脑麻痹、精神迟钝、癫痫、慢性肾炎，有的中毒身亡。

如今，汽车数量急剧增多，尾气排放量也急剧增加，马路地面1米以下空气中铅含量严重超标，中小学生就在这个环境中行走。青少年学习任务繁重，许多印刷品中含铅量也很高。因此，爱护青少年，防止铅中毒，也是关爱青少年的当务之急！

食品污染及其危害

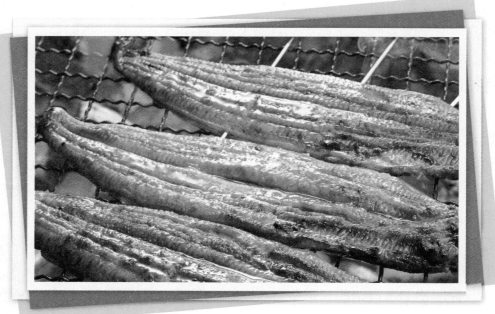

　　食品是人类赖以生存的物质基础。一日三餐，必不可少。古人说，"民以食为天"，这就是人与食物关系的精辟总结。人从呱呱坠地到寿终正寝，天天离不开饮食，一生中人的食品消耗量是相当可观的。有人测算，活到70岁消耗主食相当于1.88万千克大米。把鱼、肉、蛋等蛋白质食品换算成生猪，能吃掉近50头肥猪。人类食用的食品，主要有粮食、食油、肉类、鱼类、禽类、蛋类、乳制品、水果、蔬菜等等。这些都是每天要接触的外环境物质，与空气、水、土壤等一起共同组成了人类生活环境。如果食品质量低劣，受到严重污染，就会直接影响人体健康，甚至使人害病致残。

　　食品污染来源广泛，途径很多，污染物成分和性质各不相同，从作物栽培、收获、贮存、加工、运输、销售、烹调直至食用，中间环节多，周期长，机会多，稍有疏忽，就会污染。其污染可分两大类：一是化学性污染；二是生物性污染。主要列出下列六种污染：

重金属元素污染。重金属元素如汞、镉、铅和砷污染的危险性最大。这些元素直接蓄积在作物上，或聚集于食物链进入人体，引起机体急、慢性中毒。

农药污染。农药对食品的污染可分为直接污染与间接污染。直接者为作物收获前应用的残效期较长的农药；间接污染是由空气、水、土壤受到污染而间接造成食品污染。

亚硝胺污染。这是一类致癌物质。除了亚硝胺，其次还有亚硝酰胺、亚硝脒、亚硝基脲和杂环亚硝胺等。由于土壤中这些物质急剧增加，农作物极易吸收这些物质，使食品中亚硝胺类物质增多。

添加剂污染。在食品加工、制造、处理、包装、贮存等过程中，为了保持食品的营养，防止腐败变质，改善食品的感官性状和质量，人为地加入各种天然或人工合成的添加料，这就是添加剂。据统计，添加剂有防腐剂、甜味剂、发色剂、调味品等14类，共199种。

黄曲霉毒素污染。黄曲霉毒素是由一种名为黄曲霉菌生物体产生的一类毒素的总称。这种毒素毒性大、致癌力强，对人体危害极大。这是在1960年英国发生的"火鸡X病"事件中致使10万多只火鸡死亡后发现的极强毒物。

致病性微生物污染。致病性微生物对食品的污染也是很严重的。由于食物加工、运输、销售等过程中所用工具不清洁，缺乏冷藏设备，生熟不分，从业人员卫生恶劣，引起致病细菌污染中毒。

常言说，"病从口入"，防病千万先防口。

二恶英的来龙去脉

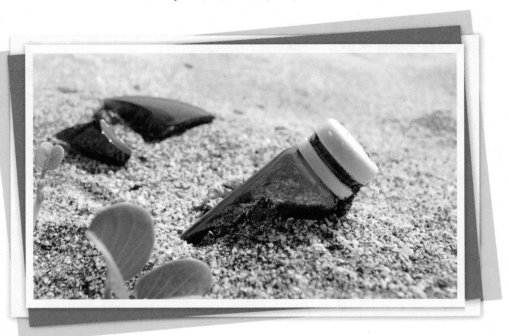

　　1999年6月9日，我国卫生部发出急电："全国一律封存、全面消查比利时、荷兰、法国、德国等四国自1999年1月15日生产的畜禽类和乳制品。"6月11日外经贸部等七单位又联名发出暂停进口和禁止经销比利时、美国受二恶英污染食品的紧急通知。人们一时对二恶英深感疑虑，二恶英究竟是什么物质？对健康有什么危害？

　　二恶英，学名是多氯二苯并二恶英，是一类有75种同族体的化学物质，其中以2，3，7，8－四氯二苯并二恶英毒性最强，1克当量的二恶英可杀伤1.7万人，毒性是神经毒剂沙林的二倍，是氰化钾的千倍，可以说是毒性最强的化学物质。但是一般提到的二恶英，包括在性质、结构和毒性与二恶英非常相似的多氯二苯并呋喃。有的学者还主张把多氯联苯也归并入二恶英类。

最早发现二恶英是1944年在制造有机氯除草剂2，4，5－三氯苯氧乙酸（2，4，5－T）时作为杂质被检出的，但是当时美国对二恶英的毒性严加封锁。在1962年至1975年的越南战争期间，美军作为枯叶剂在北越撒下了大量的2，4，5－T，其中所含二恶英的量推定为170千克以上。由于二恶英的毒性作用，在撒药地位，居民大量发生癌症和诞生了大量畸形儿。

1977年荷兰科学家从城市垃圾焚烧场检出二恶英，得知生活垃圾、工业及医疗废弃物，尤其是夹杂有含氯塑料的废弃物在焚烧时可产生二恶英。后来又发现在制造有机氯农药（如DDT等）、氯乙烯树脂、漂白纸和纸浆，在用氯的杀菌过程中都能产生二恶英。

二恶英是环境激素物质，所谓环境激素，也叫环境内分泌干扰物质，是指存在于环境中，能对机体的内分泌系统产生影响的化学物质。二恶英通过食物链从环境进入人体后，会发生干扰体内雌激素的作用。引人关注的是母乳中的二恶英。二恶英难溶于水而溶于脂肪，所以进入身体的二恶英累积于肝脏和脂肪组织而难于排出体外，但可随乳汁排出，通过哺乳，母体内二恶英逐渐转移到婴儿体内。

二恶英有生殖障碍作用，使男性精子数减少和恶化，生殖器官发育迟缓，发生前列腺癌和睾丸肿瘤。使女性发生乳腺癌、子宫内膜异位症和不孕等。

二恶英使胸腺萎缩，抑制抗体反应，使体内制造抗体的T细胞数量减少，致使机体的免疫能力下降。二恶英能与甲状腺输送蛋白质和甲状腺激素受体结合，抑制甲状腺激素的作用。甲状腺激素对婴幼儿脑的正常发育是必不可少的，在中枢神经系统发育时期，如果甲状腺激素分泌不足，影响到脑的发育和身体生长，发生婴幼儿的发育障碍和智能障碍。

ok

噪音在泛滥中伤人

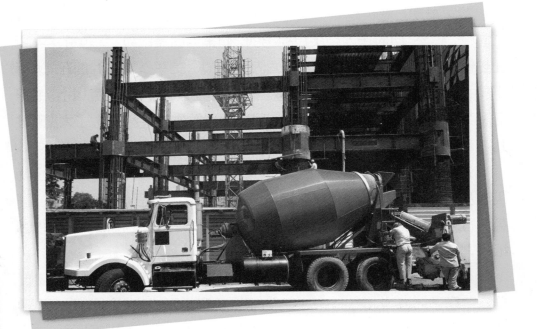

在一些城市，人们常听到震耳欲聋的高音喇叭声、卡拉OK快节奏刺激音乐声、收音机与电视机的高频噪音、隆隆机器转动声、商贩嘈杂叫卖声……这些噪音成为污染环境一大公害。

据环境试验表明：噪音在50分贝以下人较为适应；噪音大于50分贝影响人的睡眠和休息；噪音从60分贝开始使人烦恼，对脑功能有不良影响，产生疲劳；噪音从70分贝开始，干扰人的语言交流，分散注意力，影响工作效率，听觉器官麻痹，反应呆滞，甚至出现事故；噪音在90分贝，瞳孔会放大，情绪反常，会导致全身疾病；噪音达100分贝时，使人痛苦不堪，心情焦躁，思维混乱，人容易失去理智；当噪音达120分贝时，会产生痉挛；噪音在130分贝以上，人会声嘶力竭呼叫，极度难忍，以至于死亡。

很多研究表明：噪音会严重影响人类优生及儿童正常发育。美国一位儿科医生对22.5万个婴儿做过研究证实，居住在飞机场附近的孕妇，小儿出生畸形率0.8％～1.2％。噪音使胎儿及婴幼儿内耳神经细胞受到噪音刺激而受损，不仅会严重影响大脑的发育，而且还会影响人脑的兴奋与抑制转化规律。因此会对儿童造成先天素质差，甚至痴呆、有语言障碍、缺乏表达能力、智力低下。

日本专家认为，噪音可引起色觉异常，使对称平衡反应失灵，降低视力稳定性，使眼视杆细胞区别光亮的敏感性以及记忆力都会降低，甚至完全丧失，对儿童及老年人影响更大。有人做过实验：当噪音强度在90分贝时，视网膜中视杆细胞区别光亮度的敏感性开始下降，识别弱光反应时间也延长；当噪音在95分贝时，有2/5的人瞳孔扩大；当噪音达115分贝时，眼睛对光亮度的适应性降低20％。另外，长期在噪音环境下工作的人员，还会引起神经衰弱征候群，即头痛、头晕、耳鸣、记忆力减退、反应迟钝等。

据统计，我国大城市目前有1/3居民生活在强噪音环境中，媒体频繁揭露城市大量噪音扰民事件，有的音乐厅或舞厅长夜喧闹，扰得四邻不安。人们对噪音深恶痛绝，苦不堪言。让我们积极行动起来，政府及环保等有关主管部门齐抓共管，并与群众监督相结合，为建成合乎人们身心健康的良好环境而努力。

绿化给城市带来生机

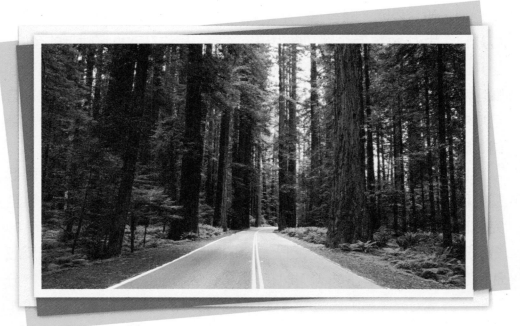

随着城市工业的迅速发展和人口密度的不断增大，城市环境污染日趋严重。进行绿化，既能降低环境中污染物的浓度，净化空气，改造气候，又能美化城市，使城市生机勃勃。

空气中不断增加的二氧化碳，是大气污染的主要物质之一。一个成年人每天呼出近1千克的二氧化碳，每消耗1吨燃料，排出约3吨的二氧化碳。二氧化碳虽然是无毒气体，但是当空气中二氧化碳的浓度达到0.05%时，人的呼吸已感觉不舒适，而当含量高达0.20%～0.60%，对身体健康就有危害。空气中二氧化碳浓度的不断增高，还将影响地球对太阳辐射的吸收及向周围宇宙空间放散热量，产生"温室效应"，使地球气温逐渐增高，这将对地球上的一切生物的生存产生重大影响。进行绿化，通过草木植物在日光下进行光合作用，吸收二氧化碳并放出氧气。一棵树相当于一个小"制氧厂"，一公顷的阔叶树林，一天可以吸收1吨二氧化碳，放出740千克的氧气；每平方米的草坪，每小时可以吸收1.5克的二氧化碳。据计算，如果城市居民每人平均占有10平方米的林地或50平方米的草坪，就可以保持城市空气的新鲜。

粉尘也是大气污染的主要污染物，每年世界各国排入到大气中的粉尘约有1亿吨，占大气污染物质量的1/6。空气中粉尘主要来源于燃煤。粉尘颗粒的直径在5～10微米之间的，在通过人的呼吸道时，大部分被阻留在呼吸道中，尘粒滞留于气管及支气管中，可以引起慢性气管炎。较小的尘粒可以长驱直入进入肺泡中，引起尘肺、矽肺、肺炎等疾病。而进行绿化造林，树木对于粉尘具有阻挡作用、过滤作用和吸收作用，对被污染的大气进行净化，每公顷的云杉林每年可吸滞32吨粉尘，松树林可吸滞36.4吨的粉尘，所以林木是空气的天然过滤器，可以将通过林地的空气进行净化。

林木还吸收对人体健康造成危害的二氧化硫、氟化氢、氯等有毒气体。绿色的树木和草坪还是理想的"空气调节器"，对改善小气候具有重要的作用。在骄阳如火的盛夏，当漫步在树荫下草坪旁时，会感到清爽怡人；这是由于绿荫下草坪旁的气温比广场或马路上的气温要低几度的缘故。有些树木和植物还会分泌出杀菌素，对空气进行消毒，杀灭空气中的结核杆菌、流感病毒等致病微生物。树木对于光化学烟雾的污染和放射性物质的污染也能起到减弱和净化作用。对城市中讨厌的噪音污染也有防治的功能，林木可以降低噪音8～10分贝，给予人们一个较为宁静的环境。因此，为了净化环境，清洁空气应该得到全社会的重视，动手绿化吧！为世界增加自救的绿色。

"基因污染" 也会破坏环境

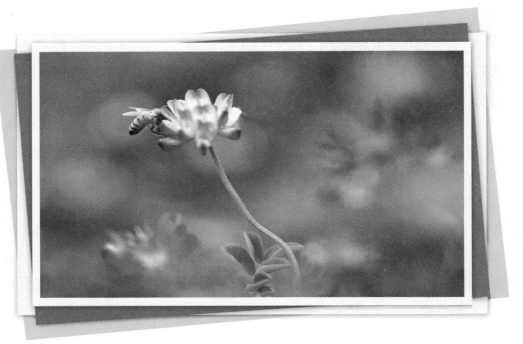

　　"基因污染"是环境保护的新概念，这个概念的形成和提出之所以具有极其深远的意义，在于这是人类对环境的一种预警意识。"基因污染"对地球生物多样性具有潜在危险，懂得了这种危险，则可能避免重蹈工业革命对环境大规模破坏的覆辙。

　　20世纪70年代基因工程技术兴起的时候，基因重组实验必须在"负压"实验室进行，设立了各种等级的物理屏障以及生物屏障，以防止基因重组的生物（当时主要还都是些微生物），不致进入人体或逃逸到外界。虽然以后对非病原体基因工程实验规定有所放宽，但有关生物安全的原则不变，对于基因重组实验，各国政府仍颁布有相应的操作规程，以防范重组生物进入人体或扩散到实验室外面。

　　国外已推广的几十种基因工程作物，虽然在审批时都认真考虑过它们对人体和环境的安全性，但事实证明过去的考虑并不充分，认识也有局限性，更缺乏长期的数据。美国依阿华州费尔菲德基因鉴定中心，系世界上第一个专门为基因工程生物提供测试服务的机构，得到官方批准，其测试结果公认具权威性。

美国德克萨斯州一处生产无公害玉米的农场，所生产的玉米含有附近地区所种植的基因工程Bt玉米的转基因，迫使这家食品公司全部销毁所生产的这些所谓的"无公害"玉米片。

在美国，由于大面积推广基因工程作物，结果使美国许多非转基因作物的种子中有0.01％～1％含有来自基因工程作物的转基因。污染已是不争的事实，从种植到成品，几乎每一个环节都有可能发生污染。在田间发生杂交是原始的污染，第二次污染则发生在没有清理干净的仓库和运输环节，致使传统作物的种子混杂有基因工程作物的种子。这使最挑剔的德国和日本粮食进口商也只好无奈地规定，进口北美传统作物的种子，其中转基因污染不超过0.1％就算合格。人们似乎已难以指望得到绝对纯净的传统作物种子了。

从以上几个实例可以看出，基因工程作物中的转基因能通过花粉（风扬或虫媒）所进行的有性生殖过程扩散到其他同类作物上。这是一种遗传学上称为"基因漂散"的过程，而这种人工组合的基因通过转基因作物或家养动物扩散到其他栽培作物或自然界野生物种并成为后者基因的一部分，在环境生物学上则称为"基因污染"。

现在，当以基因为主导的农业革命刚刚掀起的时候，人们就提出防范基因对环境的污染，这不能不说明人类更加成熟了，也懂得珍惜地球上这最后的净土——生物基因库，对我们人类的未来是何等的重要。

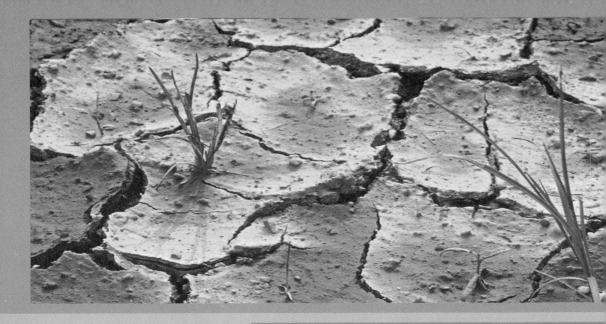

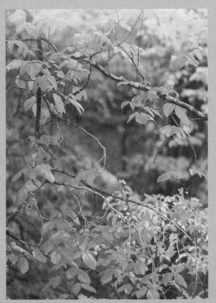

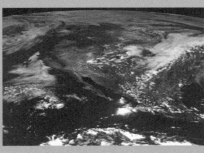

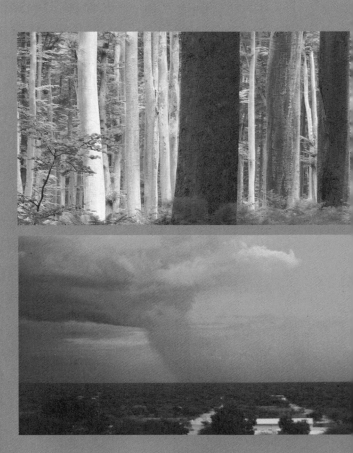

第四章　适应气象变化保护健康

　　博大世界，包罗着自然和社会的万般变幻，包含着生物界的适应。在人类生命进化的过程中，就是在变化和适应中协调的。

　　人类生活在自然界中脱离不了大气，大气的物理状态就是气象。人体若离开了大气几分钟就将失去生命，可见气象对于人类的健康有着重大的影响。科学家进行了气象对人体健康规律的研究，总结出前人的经验，逐渐形成了一门边缘学科——气象医学。

　　气象医学是生物气象学中最主要的组成部分，是通过观察天气、气候、气象和人体健康的情况来衡量、分析、研究"气象要素"与人体生理、病理的关系，从而阐明天气、气候、气象对人体健康的影响及其规律。其目的是要避免对人体健康有害的气象条件，并利用有利的气象条件来增强体质、防治疾病。因此，气象医学可视为预防医学的一部分。气象医学大致包括三个方面：生理气象学、病理气象学、环境气象学。

　　目前对于气象与疾病的研究资料非常丰富。造成人类疾病的原因很多，主要有三大类：一类是生物性因素，即细菌、病毒、寄生虫等感染人体致病；二类是化学致病因素；三类是物理致病因素，如光、热、电和机械伤。气象要素作为直接发病原因，最恰当的例子就是冻伤和中暑。有人按照发病时间与天气的关系，将其分为季节病和气象病，季节病是指某些疾病的发病与复发均在每年的某一特定季节出现，如乙型脑炎多发于夏秋；麻疹、流脑、猩红热流行于冬春等。气象病是指某种疾病的发作或者病情恶化受某种特定天气的影响。随着天气的变化分两种：一种是天气周期变化，就是24小时昼夜变化和一年四季变化；一种是天气的非周期变化，即短期不同气候影响。关节炎、溃疡病、心肌梗塞、中风、肾绞痛、哮喘病等均可称之为"气象病"。

　　人类的生存关键在于适应力。只要身体素质好，免疫功能旺盛，适应性广泛，一切疾病都会阻挡在健康大门之外。

气象医学保健新进展

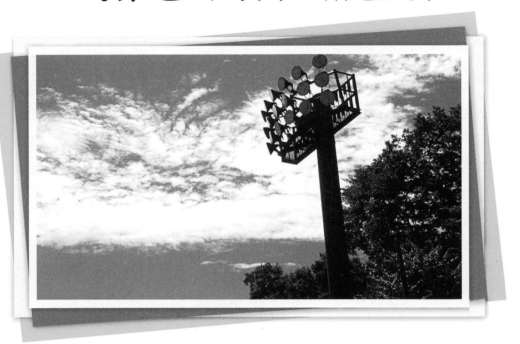

　　气象医学，是一门跨学科的综合性学科。它是研究天气气候对人体生理活动产生的影响，气象与疾病的关系，以及利用气象条件，趋利避害，增强人的体质、防病治病、促进健康的学问。目前国内外在气象医学领域发展很快，并有不同特色，可以说是百花齐放。

　　德国医学气象专业科技工作者，把当代天气气候与人类健康关系贯穿到人的生理、病理、诊断、治疗中，并率先在电视台、广播电台等新闻媒体，向公众发布24小时及48小时等不同时效的"健康预报"。如：今日受大西洋暖气团影响，空气湿度大、风力强劲，心脏病易发作，并伴有痉挛和心绞痛。明日受北大西洋冷高气压天气系统的偏北气流影响，气温将骤降，易发生感冒、支气管炎及关节炎等疾病，提醒人们要做好预防。此项工作受到当地民众关注与欢迎，也引起同行借鉴与研究兴趣。美国医学气象人员，把发生的各种疾病与同时期的气象条件做了大量统计分析，找出一些相关规律，如哥伦比亚地区的哮喘病流行期，总是与天气变冷，但并不是降雨的冷高气压天气系统有关，而心脏病的发生多出现在冷暖空气交绥的"锋面"过境前后。加拿大医学气象专家陆续发表了一些这方面研究论文。如：偏头痛多出现在大风、湿度上升，而气温下降的波动时期。日本医学气象人员研制出很多疾病与对应不同天气形势图、病例天气卡，依此与当前天气相结合，进行"医学气象预报"。如：处于低气压天气系统的前部，有90％以上结核病患者病情恶化。受冷高气压天气系统的偏北气流控制，气管炎、小儿哮喘病发作可达高峰。暖低气压在风力强时，坐骨神经痛等疾病患者易发作。墨西哥城工业集中，密集的工厂排放出的滚滚浓烟，空气污浊，严重威胁人体健康，出现了用钱买人造新鲜空气，并还有的出售具有柠檬味、薄荷味等气味空气，被称为"兴旺的氧气业"，说明人们多么需要有新鲜清洁的空气啊！

我国医学气象工作起步较晚，但进展很快。目前面向公众的"健康预报"、"天气与健康咨询"等等，这一领域的内容与形式在不断创新与发展。近年部分省市的气象部门与医学工作者合作，先后开展了这项工作，通过新闻媒体向人民大众发布医学气象预报，给百姓的日常生活带来很大方便，因此很受欢迎。

气象医学，是一门交叉学科，很多医务人员不太掌握气象知识，很多气象人员又缺乏医学知识，而天气与人体健康息息相关的客观存在条件，以及都以为人类生命健康与安全服务的宗旨，使医学与气象驾起了共同协作桥梁，吸引着越来越多的医学、气象科技工作者，加速业务交流，取长补短，紧密协作，不断推动气象医学保健新进展。

影响健康的气候新说

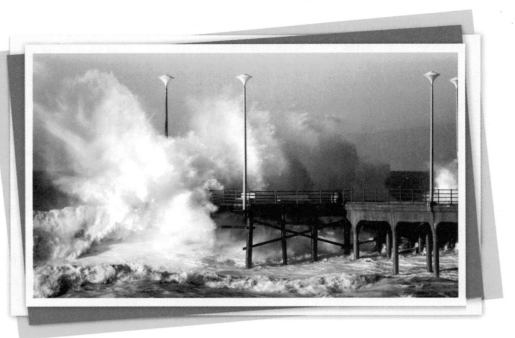

气候可对人类健康造成影响，这是不容置疑的事实。

在世界各地，人们生活在各种不同的气候环境中——从热带的酷暑到北极的冰天雪地，各种气候和变化无穷的天气都在强有力地影响着人们的生活和健康。

连续数日的极端的天气（暴雨、洪水、飓风等）能严重地影响人们健康。贫困地区人们抵御气候影响能力比富裕地区的人们更显得脆弱。全世界每年约有8万人死于恶劣气候造成的自然灾害，而其中的95％是在贫穷的国家。例如，1998年一场飓风造成洪都拉斯、尼加拉瓜、危地马拉和萨尔瓦多死亡7500人。2000年莫桑比克的洪灾夺走了500人的生命，33.3万人无家可归。

天气和气候的变化对疟疾传播特别敏感。在不正常的天气条件下，如一场大雨，能极大地增加蚊子的数量，从而引发了疟疾流行。这就是1998年发生在肯尼亚瓦吉尔区疟疾流行的原因。在一些国家如印度、哥伦比亚、委内瑞拉的疟疾流行与厄尔尼诺现象引起的多雨气候关系密切。

地球变暖也严重地威胁着生命变化。最近数十年，一些地区平均温度一直在增加，上个世纪地球表面温度平均增加了0.2℃~0.6℃。就全球而言，1998年是最暖的一年，20世纪90年代是上个世纪最暖的10年。许多地区的雨量增加，而在亚洲、非洲的部分地区最近10年已观察到干旱的频率和范围都增加了。同先前的100年相比，厄尔尼诺持续时间和影响范围都增加了。21世纪地球表面温度将上升1.4℃~5.8℃，气候变暖的程度将超过人类1万年所经历过的变暖程度，极端天气频发将增加洪灾和旱灾危险性。

到了2100年，全球海平面可能上升9~88厘米。目前沿海60千米内的一半人口居住区、埃及尼罗河三角洲、孟加拉国的干革斯—布拉马卜特拉三角洲，以及包括马绍尔群岛等小岛在内的陆地将被淹没。

对于人类一个大范围地区来说，民众的健康取决于安全的饮用水、充足的食物、稳定的住所，以及良好的社会条件。所有这些因素都受到气候变化的影响。所有国家都应该建立完善的公共卫生机构和创造良好的卫生条件，改善水污染和空气污染的管理。气候对健康的影响也一定走向一个理想的境地。

改善环境，适应气候是全世界65亿人口的共同事业，更是每个人自己健康长寿的大事，因此营造和谐的生活环境，适应气候的诸多条件是极为重要的。

人体与气象的巧妙适应

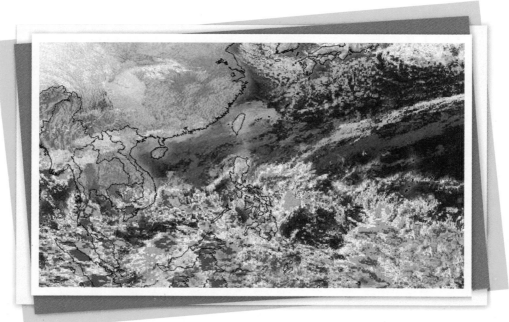

098

　　博大世界，包罗着自然和社会的万般变幻，包含着生物界与自然界的适应。人类生命的进化也有100万年了，据考证，人类从热带和亚热带丛林里生活的古猿，经过"沧海桑田"的自然变化，由猿人、古人、新人的演变，从直立行走到用手劳动，发明了工具，产生了语言，大脑发达了，都是与自然界适应的结果。而人体与气象条件的适应有许多鲜为人知的趣事，是近些年的新科学信息所报道的。

　　人体中有许多有趣的物理和生理现象，其中不少与气象的适应有着密切关系。

　　人体正常体温为37℃，体温变化范围一般在35℃～42℃。根据实验，人体感觉最舒适的气温范围是：夏季为19℃～24℃，冬季为17℃～22℃。人体感觉气温的变化器官是皮肤，"寒风刺骨"只是文学里的形容词，缺乏科学依据。人体表面器官中，眼睛最不怕冷，但冷风吹拂时，眼睛却会流泪，这是因为泪管在冷风刺激下突然收缩，因此泪液不得不夺眶而出。

一般认为，在标准大气压为1.033 6千克／平方厘米，如此计算，一个成年人的身体总共要受到12～15吨重的大气压力。人体之所以感觉不到压力的存在，是因为不同方向大气压力互相抵消的缘故。通常所说的"高原反应"就是因为高原地区空气稀薄，气压小于标准大气压，人体器官难以适应，便出现一些生理反应，如血压升高、心率增快、呼吸增强等。

体温的调节也有个适应范围。天气较热时，人体通过出汗冷却自己。如果空气湿度很大，汗液不能蒸发排出，容易发生包括中暑在内的危险。资料表明，干燥时人可在200℃环境中生存一个小时，但当湿度大时，人体只能忍受115℃高温不到一小时。

人静止不动时发出的热量和一只100瓦灯泡差不多。美国科学家用科学方法将人体散发的热量转化为电能，制成温差电池，可供助听器、袖珍收音机使用。人体热量散发几乎一半是通过头顶实现的，因而头发很重要，因为头发不导热，冬季可保温，夏天可防暑。 有人在夏天试图用剃光头来达到凉快的目的，其实并不利于防暑。

人体五官中，耳朵最怕冷，因为耳朵的血液供应比其他部位少。天冷时，血管受到寒冷的刺激，流到耳朵的血液就更少了。另一方面，整个耳郭除了下方耳垂部分有脂肪组织可以保温外，其余部分只有较薄的皮肤包着软骨，里面的血管很细微，自身保温能力较差。

珍爱生命就先要保护健康。人体的许多生命现象是与气象等大自然适应的结果。要想保证健康，就要结合身体状况适应自然环境。

观天防病有新说

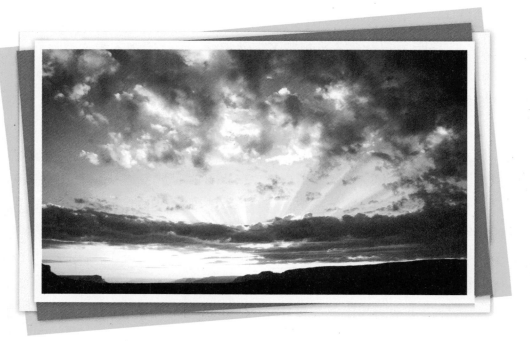

　　近代医学气象科技工作者通过疾病与对应天气之间的大量相关统计研究证实，天气变化几乎对包括呼吸、血液、循环、消化、代谢等在内的一切机体功能，都有可能引起不同程度的影响。

　　20世纪80年代，《气象科技情报》上报道：德国在每日新闻媒体上发布"气象医学预报"，即根据未来天气，预计什么疾病易发生并提出防御建议。受这种形式的启发，于是气象与医务人员合作，对各季节不同时期出现的病情、病例，与同一时期的天气进行了相关统计分析，找出疾病发生与天气变化的相关规律，从而也开展了"气象医学预报"专栏。为大众服务，做防病健身参考，受到欢迎。

　　通过大量统计与较长时间的实践得知，很多疾病发生与天气变化的关系极为密切，出现最多的情况主要有两方面：

一是很多疾病的发生，常常在"锋面"过境前后。"锋面"是冷暖空气交绥处，在气象学上叫"锋面"。锋面过境前后，气压、气温、降水、风云等气象要素，常发生剧烈变化，脑血管病、高血压病、动脉硬化病、风湿性关节炎、气管炎、哮喘、感冒、鼻炎、肺炎、肺结核咯血等疾病发生率会突然上升和加重。由于有了事前注意与采取相应的防预措施办法的主动权，因而可避免或减少因天气变化所引起的某些疾病的发生或蔓延。

二是很多疾病发生在骤暖暴寒之际。很多人都有这样体会：在寒潮来临，或季节转化时期，或温差大时，很容易得病，有的病还容易加重和蔓延，最明显的是流感，以及其他呼吸道传染病的发病人数会突然剧增，甚至医院会人满为患，发病地域广、病期长、起病迅速，有时还会引起死亡率急剧上升。这是因为在较暖时，空气干燥，细菌、病毒活跃，而人的自我调解能力差，尤其体弱多病的人更差，若在短时期突然降温，人们对冷暖剧变的适应性相对滞后，或疏于防范，从而患病。另外，在气温大幅度下降的暴寒时，在寒冷刺激下，血管收缩，静脉压力上升，而人体自身反应及调解能力有限，尤其幼儿及体弱老者更甚。当气温降幅过大，对人体造成的刺激会感到不舒服而生病，发生流感时会形成高潮。暴寒不但诱发流行性感冒迅速蔓延，而且可导致消化性溃疡等疾病高发。这是因为气温突降，人的胃功能受到刺激，使胃酸增加，胃酸分泌过量，引起胃及十二指肠局部血管痉挛，及植物性神经性功能失调，从而容易导致消化道溃疡或出血。

有了医学气象预报当参谋，患者得到这些信息，就可引起注意，提前做好自我保健，及时增减衣服和用药，从而大大减少疾病发生率。

气象保健服务百姓

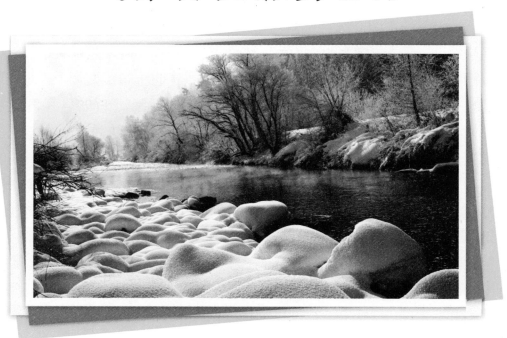

向高科技领域进军的新世纪，我国气象部门锐意进取，不断创新，气象为大众服务，走进百姓生活。近年不少地方先后相继开展了"人体舒适度预报"、"医疗气象预报"、"大气污染指数预报"、"中暑指数预报"，以及"寒冷指数预报"等等，目前已有几十种为百姓生活所需的气象保健服务项目，深受群众欢迎与好评。

人体舒适度预报（也叫做体感温度预报）：由于人的体感温度与常规的温度预报不同，即常规的温度预报，是指气象百叶箱里的温度，而实际人体的感觉气温高低，是受风向、风速、湿度及日照等综合气象要素影响的，与气象百叶箱里的温度不同。举例说明，气温 −10℃而无风的天气，与气温 0℃而有 4 级风的天气，这本来是气温、风力都有很大差别的两种不同天气，然而由于气象条件的综合作用，却使人体感觉温度相同；再如，温度相同、风力也相同，但晴天体感温度却比阴天时的体感温度常高出6℃～8℃。均说明了人的体感温度是由综合气象要素所决定的。通常人体舒适度的指数量值，是从“－7”至“5”共分13个等级。即“－7”表示人体感觉严寒；“0”表示人体感觉舒适与温和；“5”表示人体感觉酷热；其他各等级是在这三个等级之间渐次变化的。有了这样舒适度预报，使天气预报更贴近了群众实际应用的需要。

医疗气象预报（也叫气象健康预报）：是根据未来天气对人体健康影响的医学气象预报。如：有强冷空气移来而突然降温时，气温、风云等气象要素将发生很大变化，从而会使人体温度失去平衡，由此导致动脉痉挛、心肌梗塞、心绞痛频发，以及感冒、支气管炎等呼吸系统疾病。有了医学气象预报，提醒人们采取相应措施，做好预防。

大气污染指数预报（或叫空气清洁度预报）：根据不同季节、不同气象条件，与实测大气污染之间统计相关规律，而预计在未来某种气象条件下大气污染物稀释与扩散的污染程度。通常大气污染指数分为5级：1级为大气基本没有污染，对人体不会造成影响；2级为大气污染较轻，对人体影响不大；3级为大气稍有污染，对人体有一定影响；4级为大气污染较重，污染对人体有一定危害；5级为大气污染很重，气象条件很不利污染物的稀释与扩散，污染物对人体危害很重。有了大气污染指数预报，人们就可以采取相应预防措施，防患于未然。

此外，还有“紫外线指数”、“辐射强度”、“花粉浓度”、“雷电”、“沙尘暴”、“晨练指数”、“登山指数”、“旅游城市天气”、“日出日落时间”等。

总之，生活气象预报服务面很宽，能给百姓提个醒，以便采取对应保护措施。在市场经济大潮中，这是现代科技为百姓平安、健康的生活撑起的一把把“保健伞”。

物候学走进健康理念

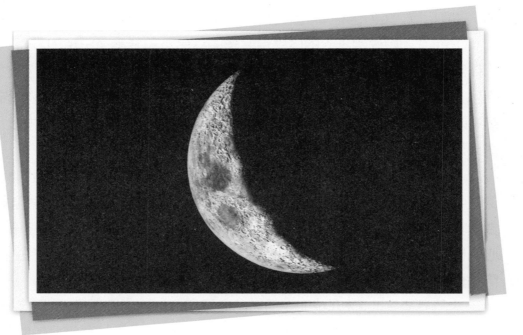

现代医学气象专家发现，天气气候与药物疗效有密切关系，对同一人使用同一浓度的同一种药物，在不同天气气候条件下，其效果反应有很大差异。比如冬天人体血液中的血红蛋白增多，血压升高；而在夏季气温高，血管扩张，血压就会降低，因而夏季给同一高血压患者服用的降压药物，仍按冬季的剂量，则会引起药物过量所产生的副作用。由此进一步研究而知，人体的各种生理状态都会按人体的自然规律，随太阳、月亮及季节、气候、天气的周期而异。因此有人认为，用药及动手术要顺应天时，可获得更好效果。

美国科学家提出，用降压药物的剂量，应随季节和气候不同，而有所增减。如有"锋面"过境（交绥的冷暖空气移来之时），洋地黄的毒性明显增高，而同一剂量在锋面过后的天气平稳之时，反应却较小。专家还认为，气温、气压、湿度及紫外线等不同气象要素对药物的反应，可影响细胞膜的通透性及细胞对药物吸收的速度。

国外有人对上千个手术病例进行统计分析，发现出血病人在“满月”(“满月”也叫“望”，即月亮对着地球一面，被太阳全部照亮了，从地球看到的月亮又圆又亮)之夜最危险，易引起肺结核病人咯血死亡。这主要是因月亮的磁力影响人体的荷尔蒙及体液和兴奋精神的电解质的平衡。因此，做手术应尽量避开“满月”前后这几天。

“顺应天时医疗”观点，将被更多医务工作者接受，从而会改变传统的让慢性病患者，一日三次惯用定时、定量用药的做法。美国马丁医学专家也说，过去让慢性病人一日三次的定时定量用药不好，如哮喘病人在夜间发作，午后3～4点钟用高剂量的类固醇或支气管扩张剂，与每日少量用药，分几次服用一样安全，而且防范夜间发作效果更好。试验表明，不同时间用药疗效不同，其副作用也不同。选择时间用药，可使康复时间加倍。如大部分降压药提供18～20小时缓解，但因是上午服药，到最需要时药效就差了，改在睡前服用能避免患者在最需要药效发挥作用时，而药效差的问题，但也应注意夜间血压降低产生的危险。针对这一问题，现在有的厂家已把降压药做成可服下4小时后药效逐渐产生疗效的药片。

物候与健康有关，我国有这样的事例：四川宜宾槐树开花时，疟原虫在蚊体内开始发育，当合欢花和小麦开始成熟时，疟原虫发育成熟，疟疾开始流行，这种病例不断出现。由此可见，运用物候出现的某些变化迹象，可掌握与其相关疾病发生情况，从而提醒人们事先做好预防工作，有备无患，保障人体健康。

利用气候延年益寿

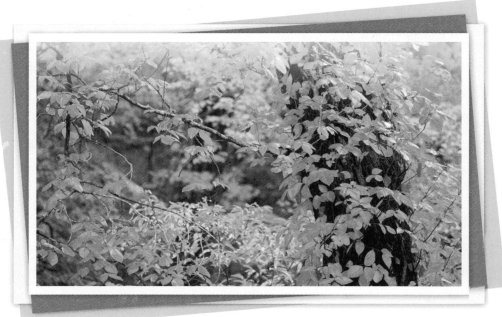

　　健康长寿是人类亘古未断的美好追求。近些年一些中外研究老年问题的学者，对世界各地长寿老人做了些调查与分析，发现有的地方百岁以上老人较为集中。厄瓜多尔的维利巴姆、巴基斯坦的罕萨、俄罗斯的高加索等地区，中国的新疆塔克吉维吾尔族、广西的巴马瑶族、四川的彭山等地，尤其彭山更为突出，即百岁以上老人占人口总数的比例，高于全国平均比例的17倍，我国历史上著名的寿星彭祖，就生活在这个地方。20世纪90年代中央新闻电影制片厂，还专门拍摄了《今日中国长寿乡彭山》专题片，用八国语言，发行132个国家和地区，并召开了首届中国长寿文化研讨会，颇有影响。

　　在上述各地生活的人为什么能长寿呢? 经很多学科的协同研究分析，专家们较一致地认为: 使人能长寿的因素很多，其中环境因素是个重要条件。长寿老人较集中的地方，基本都是绿色世界的山区。那里青山绿水、树木繁茂、寂静幽邃、空气清新，既没有污染，又没有烦人的喧嚣声，是使人心旷神怡的优越环境。

分析上述环境，可从中揭示出两个内涵奥秘。

其一，上述各地基本为林区。那里郁郁葱葱的大千世界，气候适宜，空气中的气体分子，在地壳辐射、太阳紫外线、外层空间宇宙射线以及一定气象条件的作用下，易产生用肉眼看不见的很多负氧离子。浓密的负氧离子，能调解人的神经系统，增进心脏活力，促进新陈代谢和血液循环，刺激造血功能，使红细胞、血红蛋白大量增加。并有利睡眠、提高食欲及免疫力，还能治愈高血压等很多慢性疾病。因此可把负氧离子称谓是人体健康的"长寿素"。所以，久居在具有很多"长寿素"地方的人，自然就比生活在"长寿素"少的地方的人寿命长。

其二，上述各地大多为山区。生活在山区里的人，会有如杜甫所言："会当凌绝顶，一览众山小"的豁达心境，而且由于经常攀登山岭，而增加肺的呼吸量、促进血液循环、降低血糖浓度、增加蛋白质代谢，使甲状腺、肾上腺活跃，强身健体，自然会延年益寿。20世纪90年代，辽宁省田径教练马俊仁率领"马家军"姑娘们在高原山地训练后，多次刷新世界记录，其非凡成功的重要原因之一，在于高原山地的"功劳"。

为了健康长寿，不具备上述条件的地方，可创造条件，让城市园林化和绿地化，大搞植树造林，形成生态平衡良性循环大环境，美化生活小环境。也可利用"人造负氧离子发生器"改善居室空气质量以及加强保健、锻炼身体、促进健康等，同样也会延年益寿。

全球变暖威胁人类健康

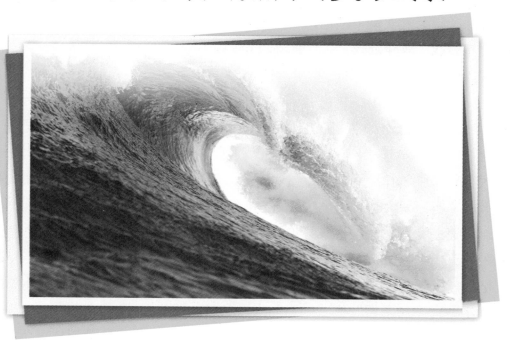

　　世纪之交，热浪席卷全球，酷暑难当。气温之高，地域之广，时间之长，百年罕见。气象专家预言：21世纪将是5万年以来，地球大气最热的100年！世界卫生组织（WHO）发出警告：大气变暖，将导致全世界疾病大流行、大发展，全球将会有约半数以上人口受到严重威胁。

　　气候变暖，在炎热、潮湿的气象条件下，各种细菌、病毒、寄生虫迅速繁殖，热带地区所产生的疾病将蔓延和扩展，如肝炎、霍乱、痢疾、疟疾、皮炎、皮肤癌等疾病会增多。同时，温暖、潮湿的环境，还有利蚊蝇繁殖，而蚊蝇是各种病毒和细菌的重要传播媒介，从而更加剧了各种疾病的流行。另外，由于天气炎热，农业的各种病虫也会大量繁衍，因而各种杀虫农药也会广泛应用，从而导致农药污染加重，又直接和间接地影响人类健康。

气候变暖，使地球的极地冰雪覆盖面积减小，海平面上升，大自然生态环境遭到严重破坏，淡水资源减少，水生食物链受到破坏，从而会进一步出现食物匮乏和饥荒。由此而大大减弱人们的体质，进而会发生很多疾病。

在炎热与潮湿的气象条件下，寄生的各种细菌分布于空气、水、土壤及有机物质中，以及生物体内部及其体表，极易引起食物霉变，会影响亿万人的食物供应。专家们提出：在气候变暖的环境下，可导致污染及变质食物增加，使食物链遭到破坏，产生恶性循环，这将对人类健康与生存，产生严重威胁。

联合国环境规划署（UNEP），于2001年2月发表一份报告说，各国政府应积极采取有效措施和行动，控制温室气体排放。否则，今后50年气候变暖，会加剧厄尔尼诺现象及拉尼娜现象的发生，各种自然灾害频率将会明显增加，人类健康将遭到严重威胁与挑战。近年由于气候变暖、大气污染及自然灾害加重，全世界平均每年损失达3000亿美元。有关专家呼吁：控制气候变暖，各国有责，人人有责。

在全球变暖的大环境中，全社会都要重视保护环境，扩大绿化面积，减少有害气体排放，增加防暑降温设施，改善人民群众的生活环境。

对个人而言，在酷暑夏日的不可耐之时，尽量避免太阳直晒，适宜穿白色或浅色衣服，饮食要注意清淡，要多喝水，常洗澡，保持皮肤清洁，汗腺畅通。通过"空调"等人工降温办法适当改善局部小气候，可减少气候变暖给人带来的危害。

天文潮汐与人类健康

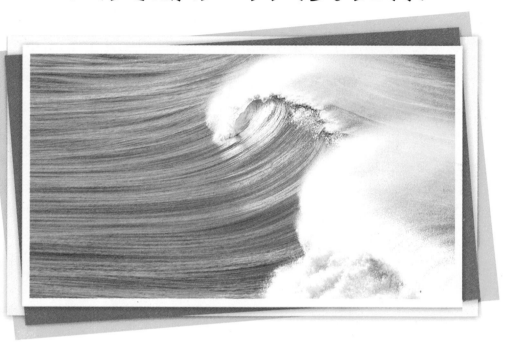

　　天文潮汐，是宇宙星球之间所产生的引力效应。在朔日（初一）和望日（十五）时，月球、太阳和地球几乎同处在一直线上，因而对地球的引力因叠加而加大。在现时中出现许多天文潮汐事件，不能不引起人们思索，更引起学者们的研究兴趣。

　　1993年4月1日至6日，埃及的拜哈尔省及首都开罗等十几个省市的数千名学生目眩、昏迷和头痛，有的被迫停课。经医生对学生身体检查，几乎所有人的心脏、血压正常，无器质性病变，各项化验检查也都正常，一直未找到发病原因。与此同时在其他地方也有不同程度发生，如我国江苏省的孩子们也有类似情况。后来经专家们分析、研究，方知这是天文潮汐惹的祸。

　　在4月1日至6日太阳系几个行星对地球有重要影响：3月31日为上

弦日。4月1日上弦期的影响还没有过去，又发生了两个重要情况：一是，火星与地球、月亮同处于一直线上，天文学称为"火星舍月"；二是，金星、太阳、地球也同处于一直线上，天文学称"金星舍日"。由此，月亮、太阳、金星、火星对地球的引力就融汇在一起了，比平时上弦期的引力更加大。

4月6日这一天接着也出现了两个重要天文情况：一是月球经过地球最近点，月球对地球的引力比其他时间强；另一点是木星、月球、地球也同处一条直线上，天文学上称"木星舍月"。这样，月亮、太阳、木星的引力就汇聚在一起了，比一般情况的引力大许多。 专家认为，上述事件是由几星综合引力造成一定影响所致。这些事件，虽然有每个人生理及环境因素，但也不能排除天文潮汐引力所起的一定作用。

医学临床上也总结出许多与天文潮汐相关的事例。如手术多寻找月亮"旺日"进行，因为手术后创面愈合速度快；许多慢性病人，像风湿病、心脏病、高血压等病人在月亮"旺日"症状较轻些，而其他时间症状就更加明显。

另外，美国医生拉拜尔经18年对4000多精神病患者观察发现，在望日与朔日期间，病情都有不同程度恶化。

总之，很多实例验证说明，星体引力对人类健康有广泛影响，但只要人们注意以往星球运行规律中的经验教训，能提前积极主动做好预防，就可减轻或避免对人体健康危害。

沙尘成害危及健康

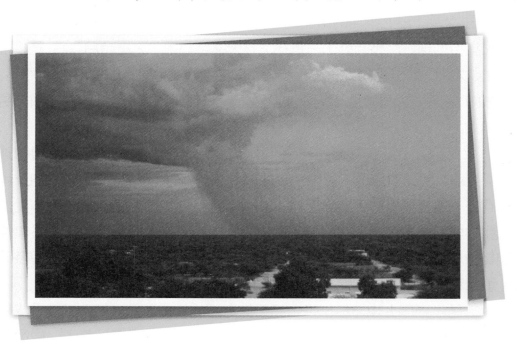

沙尘天气，是指强风从地面卷起大量沙尘，使空气混浊，大气能见度极低的天气现象。根据沙尘天气的强度，沙尘分浮尘、扬沙和沙尘暴。

"浮尘"：水平能见度小于10千米，垂直能见度也较差。颜色远看呈黄色，看太阳呈苍白色或淡黄色，是在冷空气过境、无风或风较小时出现的。它由外地或本地产生扬沙或沙尘暴后，尘沙等细粒浮游空中而形成，俗称"落黄沙"。

"扬沙"：水平能见度1～10千米以内，天空颜色混浊，一片黄色，是在风力较大，冷空气过境或有雷雨时出现，为本地或附近沙尘被风吹起，使能见度显著下降而形成。

"沙尘暴"：水平能见度小于1千米，天空颜色呈土黄色，是在春季风速很大时产生的。

近些年来，我国北方的沙尘强度大，范围广，持续时间长。仅2001年我国北方春季就发生20多次沙尘天气过程，平均每两天就有一次铺天盖地的明显沙尘天气。不仅严重破坏生态平衡，还严重影响人类生存环境、危及人们的健康。

首先伤害人们的眼睛和呼吸系统。沙尘天空中一般有几十种化学元素，大大增加了大气中固体污染物的浓度，大风使地面水汽蒸发强烈，空气湿度降低，空气中负氧离子严重减少，导致对天气敏感的人体内血液中分泌大量血清素，让人感到精神紧张、压抑和疲劳，并会引起人们的甲状腺负担过重。

其二，强烈沙尘天气，空气中的冲撞、摩擦、噪音，使人心里感到不舒服。特别是大风能直接影响人体的神经系统，使人头痛、烦躁。

其三，大风使地面蒸发强烈，驱走大量水汽，使人口干唇裂，鼻腔黏膜变得干燥，弹性减小，易出现微小裂口，防病功能降低，许多病菌会乘虚而入，而导致流感、支气管炎、肺结核等疾病发生。

另外，沙尘易吹进眼睛里，由于外界刺激，极易引起急性结膜炎、红眼病。因此在出现沙尘天气时，室外活动要戴上纱巾等防尘用品，保护好眼睛及呼吸系统。

预防沙尘天气从根本上说，要大力植树造林，改变生态环境。森林不仅是气候调节器，而且森林能制造氧气及负氧离子，并有净化空气、消灭细菌与噪音等多种功能。

只有善待大自然，才能避免或减少沙尘对人们的危害。

关注"臭氧层"拯救人类

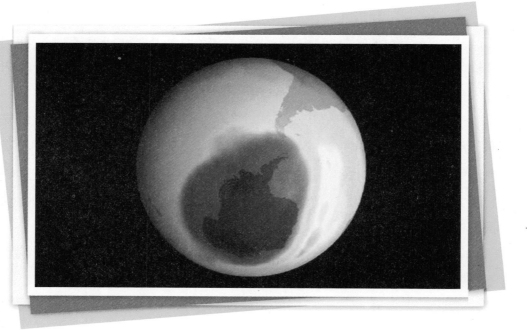

近些年，人类通过极轨卫星连续对地球大气进行探测，发现地球两极上空的大气臭氧层含量不断减少，人们把臭氧层减少现象称为"臭氧洞"。现在南极臭氧洞面积已达 2500 万平方千米以上，超过了欧洲面积。北极臭氧层减少的面积，相当南极臭氧层减少面积的 1/3。另外，值得我们注意的是：我国科学家认为，中国上空臭氧层减少的变化，虽然没像两极那样严重，但最近发现青藏高原上空的夏季大气臭氧层存在异常低值区，且年递减率达 0.35%。对上述这些确信无疑的统计，不仅引起各国科学家们的忧虑，而且引起各国政府及全人类极大关注与重视。

臭氧层对人类起什么作用呢？臭氧层是保护人类及一切生物免遭过多紫外线伤害的天然"保护伞"。因为太阳放射的紫外线在通过臭氧层射向地球时被臭氧层直接吸收一部分，剩余的紫外线射向地球表面，所以大大减少了过多的紫外线对人类及一切生物所造成的伤害。问题是现在地球上空大气臭氧层锐减的速度每十年减少3％。照这样发展下去势必越来越严重地危害人类健康，以致生命。因为过多的紫外线，会损害人的免疫系统，使白内障、角膜炎、结膜炎、皮肤老化以及诱发皮肤癌患者增多。

科学家研究发现，臭氧层每减少1％，地球上接受的紫外线就增加2％，皮肤癌患者增加4％。皮肤癌恶化包括黑色素瘤与非黑色素皮癌，发病率高得惊人。目前英国皮肤癌患者增加了15％；澳大利亚现在每10万人中就有800人患皮肤癌；美国皮肤癌患者已上百万，其中有33％的人已死亡。需要向人们提醒的是：紫外线对人类的影响是多年蓄积起来的，致皮肤癌的潜伏期可长达数十年，因此很容易被人们忽视。

怎样避免臭氧层减少给人类带来的危害呢？这就像给病人看病一样需要了解病因，而后才能进行针对性治疗。臭氧层的减少有动力及化学两方面原因。

动力原因是在极地的极夜结束时，部分臭氧层被太阳所吸收，地面加热出现上升运动，对此目前人类尚无能为力。

化学原因是，由于现代化工业发展，而使氟利昂等化学试剂大量增多，这些元素在阳光照射下，与臭氧进行化学反应，而同微量元素结合成其他物质，使大量臭氧被破坏，这是人为因素，可采取适当控制办法。

人类要想控制臭氧洞的扩大，有赖于各国共同努力遵守蒙特利尔议定书，需要对现实及子孙后代负责，停止或减少产生破坏臭氧的化学物质。

用"紫外线指数"防伤害

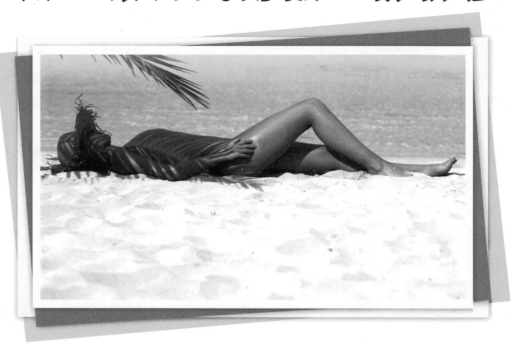

116

　　"紫外线指数"这一概念，是近年来应用现代科技，指导群众科学生活的产物。多年来，人们只知道紫外线对人体有益，它有利于维生素合成，促进儿童骨骼发育，多晒太阳可防止佝偻病，皮肤晒得黑红是健康的象征。近些年来，人类发现地球上空的臭氧层被破坏，使到达地面的紫外线辐射量增多，随之而来出现结膜炎、角膜炎、白内障、皮肤老化、皮肤癌患者不断增多……据报道：澳大利亚每10万人中有近千人患皮肤癌，美国每10万人中有数百人患皮肤癌。

　　经科学家研究得知，当大气臭氧减少1%，白内障病人将增加0.5%；臭氧层若减少10%，全世界每年将增加35万个癌病患者。因此，紫外线问题引起各界人士的关注。

　　为了预防紫外线的危害，日本于1997年4月1日起首先播发紫外线辐射量预报。之后，美国、德国、法国以及我国气象部门，也相继开展了紫外线辐射指数的预报业务。

"紫外线指数"，是指太阳在天空最高位置时（中午前后），到达地面的紫外线对人体可能造成损害程度。紫外线强度一般采用把紫外线划分0～15个指数级别，分为1～5个强度级别。通常夜间指数最小为0，热带及高原地区晴天时紫外线指数最强为15。 紫外线指数越大，表示紫外线辐射强度对人体危害就越大。

发布紫外线指数强度的五个级别的具体区分情况是：

紫外线辐射强度为一级，其指数级别为0、1、2，表示到达地面的太阳紫外线的强度最弱，在太阳下活动没有危害。

紫外线强度为二级，其指数级别为3、4，表示太阳紫外线强度到达地面较弱，在太阳下活动1～2个小时对人体不会造成危害。

紫外线强度为三级，其指数级别为5、6，表示太阳紫外线到达地面强度中等，在太阳下活动对人体有一定危害。

紫外线强度为四级，其指数级别为7、8、9，表示太阳紫外线辐射较强，在太阳下活动危害较大。

紫外线强度为五级，其指数级别在10及10以上，表示太阳紫外线辐射最强，在太阳下活动，对人体危害最大。

根据太阳紫外线指数及强度预报大小，人们在太阳下活动就可采取相应预防措施。如紫外线指数大，太阳辐射强，在室外活动要戴好遮阳帽、太阳镜或打太阳伞，以及人体表面涂擦防晒霜，并最好避开在上午10点钟至下午3点钟这段时间外出。

用"穿衣指数"知冷暖

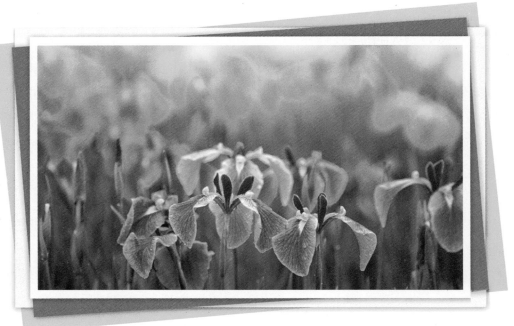

由于每日天气不同，因此早晨上学、上班、出差、旅游活动等，常常苦于不知该穿多少衣服及穿啥样衣服为宜。若天气暖和，着装多了要受罪；而若天气凉，着装少了，又可受寒患感冒，真是让人左右为难啊！

为了帮助人们解开这道难题，近年我国气象部门，不仅仅做气温预报，而且还根据未来生活环境温度、湿度、阴晴及风云等综合天气变化对人体的影响，开展了"穿衣指数预报"的公益性保健服务新业务。通过实际应用，颇受百姓欢迎与赞赏。

穿衣指数一般划分8个等级：

1级指数：可穿短服装款式，如短衫、短裤、短裙，着装厚度为适宜选丝、绢、纱等等。

2级指数：着装可穿服装款式为短套装，如T恤，着装厚度适宜棉布、

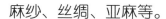

麻纱、丝绸、亚麻等。

3级指数：着装可穿服装的款式，如衬衫、T恤长裤、薄套装，着装厚度适宜棉布、绸缎、牛仔、针织料等。

4级指数：着装可穿服装款式，如西服、夹克衫、休闲装、长裤，着装厚度适宜卡其、涤棉、涤纶、灯芯绒等。

5级指数：着装可穿服装款式为风衣、短大衣、厚套装、薄棉外套，着装厚度适宜全毛、毛涤、绒呢、毛哔叽等。

6级指数：着装可穿服装款式为薄短棉衣、羊毛绒厚呢、短大衣、皮夹克，着装厚度适宜棉、呢、皮料等。

7级指数：着装可穿服装款式为短棉衣、驼羊绒长大衣、皮夹克、皮筒，着装厚度为太空棉、呢、毛料、皮料等。

8级指数：着装服装款式为羽绒服、厚棉大衣，着装厚度为羽绒、太空棉等。

由上述各级穿衣指数可看出，指数等级越大，需穿服装就越厚。人们每天可通过当地的广播、电视以及报纸等新闻媒体开办的《城市生活气象预报》专栏，得知当日"穿衣指数预报"。这样您就有了帮您选择适宜舒适着装的参谋。

适宜的着装，会使您身体的新陈代谢保持一定稳定体温，而形成良好的"次环境"，使体内产生的热量，与抗御体外所需散失的热量相平衡，从而就可避免了不适宜的散热而产生疾病。

用"花粉浓度预报"防过敏

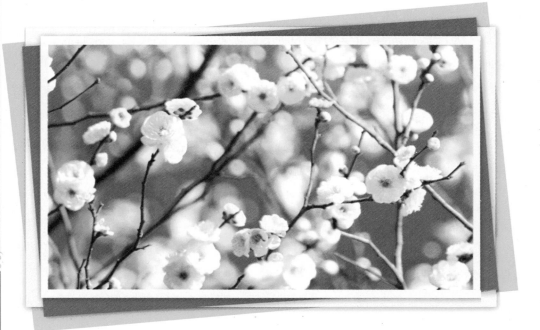

现代人，随着生活环境日益改善，生活质量不断提高，到处可见一处处花团锦簇美景，空气中飘逸着各类花的芳香。然而，此时却常有人不知何故鼻子发痒，爱打喷嚏、流鼻涕和眼泪；也有人产生呼吸困难，皮肤出现红斑现象；还有人容易产生倦怠、焦虑、抑郁、眩晕、头痛、失眠、困倦、乏力等，莫名其妙地出现这些"怪病"，医学气象称为"花粉过敏症"。

让我们揭开这种种"怪病"之谜。现代免疫学认为，正常人体都有一种生理保护性免疫反应，即外来抗原物质侵入人体时，人体通过免疫淋巴细胞，可产生免疫球蛋白抗体，将抗原中和或消化掉。对过敏体质人来说，免疫反应已超过了应有的程度和范围，导致伤害机体一些正常细胞、组织或器官，从而引起局部，甚至全身性的某些功能失调而发生过敏症。

怎样避免或减少花粉过敏症呢？目前较实际的办法：首先了解患花粉过敏症的途径与分类，然后利用了解的知识，以及天气预报与花粉预报，采取针对个人属于哪一种花粉过敏进行预防。

自然界中花粉的种类很多，只有少数花粉使特异性个体过敏而引起花粉症。其中可分为三大类：

一是花粉性鼻炎，即有难以忍受的鼻痒和连续性喷嚏，并有鼻塞与鼻涕。

二是花粉性结膜炎，眼痒、流泪、结膜充血、眼睛水肿，有黏液分泌物。

三是花粉性哮喘、咳嗽，呼吸困难。

植物花粉传播方式，主要是风媒花及虫媒花，其中以风媒花为主，即一般都是在风的下风向发生。遇到这一情况应避开，但若有雨天，散布在空中的花粉就会大大减少，就不会或很少出现花粉过敏问题。

现在我国已有部分城市做花粉出现期及花粉浓度预报。花粉出现期预报：春季以树类花粉为最多，北方早春常见的有榆、杨、柳，晚春有柏、椿、橡、桑等；夏季以禾本科作物及杂草类花粉为多；秋季以莠类花粉为最多。

花粉浓度预报，一般在一定距离内的下风向的花粉较重。若有雨天，空气中花粉粒数会大大减少，因此花粉浓度较轻。

有了花粉预报，不同花粉过敏者，就可采取躲避等措施，而免受或减轻花粉过敏症之苦。

严防人工制造 "冷气病"

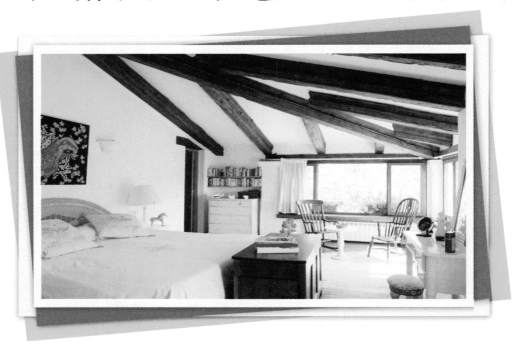

　　改革开放使人们生活水平不断提高，又逢近年连续夏季气温处于异常炎热时期，因此很多家庭，办公室、公共场所等许多地方配有"电风扇"、"空调"等防暑降温设备，给人们创造了清凉环境。然而，电风扇吹久了，或长期生活在有空调的环境，人会莫名其妙地感到头痛、头昏、关节痛，出现热伤风、皮肤干燥，以及疲倦、精神萎靡等症状和疾病。医学气象专家称这些为"冷气病"或"冷气综合征"。

　　为什么会产生冷气病呢？

　　人工制冷气骤然破坏了皮肤排汗功能：人进入有空调的低温环境中，冷的感觉立刻传到大脑的体温调解中枢，指令皮肤血管突然收缩，使分布全身汗腺迅速减少分泌，汗液急速减少蒸发。而汗液是人们新陈代谢及血液循环不可缺少的途径，汗腺减少分泌妨碍了皮脂的乳化作用，破坏

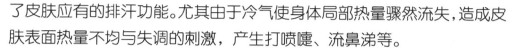
了皮肤应有的排汗功能。尤其由于冷气使身体局部热量骤然流失，造成皮肤表面热量不均与失调的刺激，产生打喷嚏、流鼻涕等。

人工制冷气减少了空气中的"维生素"：有人测试表明，室内不论是被电风扇猛烈旋转的空气，还是通过空调的空气，都缺乏空气中的"维生素"负氧离子。从而导致人体组织细胞功能性缺氧，使呼吸循环受到影响，而产生压抑感、失眠、记忆力下降等症状。

风频影响神经系统：电风扇风频声波影响和刺激神经中枢系统。对天气变化敏感的人，使体内化学过程发生变化，在血液中分泌大量血清素，让人感到疲倦、手脚麻木。

怎样预防"冷气病"的危害呢？

身体避免一侧或局部直接被冷气吹，否则局部热量过多流失，造成血管收缩，抵抗力下降，而诱发一些风湿性疾病发生。

当大汗淋漓进入冷气室时，不要立即直接接触冷气风源，尤其头部，应逐渐适应，否则当时毛细血管张开，汗液突然受阻，很易得病。

要想感到舒适、惬意和保健，电风扇的频率、转速、方向，应不时地调整，而不要长久固定。

身体距离排冷气处不要太近，时间也不要过长，要有阶段性间歇，适当地开开停停。在睡眠时最好不要使用电风扇，因为人在睡眠时体内防御系统松弛，很容易着凉患感冒等疾病。

另外，制冷气设备要定期检修，以避免由于日积月累造成不洁带来的污染有害于健康。如在空调器进风口处，常布满污垢，并易有细菌滋生，通过冷气槽进入室内，而造成二次污染，所以制冷气设备要定期检修且室内要常通风换气，才可保持空气清新。

电磁波埋藏着"暗箭"

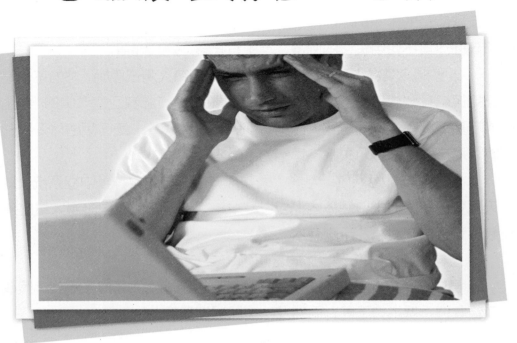

科技的迅猛发展，加速人类生活水平的现代化。各种家用电器：电视机、音响、电冰箱、微波炉、电热毯、手机、电脑等等，不断走进千家万户，给人们生活带来现代化享受与欢乐。

然而，各种电器用品所放射出的电磁辐射波，因其无形无味，人们看不见、嗅不着，也触摸不到，而隐藏在室内，成为威胁人们健康的"暗箭"，真是防不胜防，随时悄悄地袭击人们健康的机体。

长期受电磁波辐射的侵害，会导致人体生物电紊乱，产生疲劳、头晕、烦躁、饮食不佳、记忆力减退、精神不振、视力下降、头脑反应迟钝、头痛、失眠、呼吸道干燥、关节痛、胸闷、气短、注意力不集中等症状，对孕妇危害更不可忽视，怀胎易畸形、胎儿先天素质差等，尤为严重的是会引起白血病、恶性肿瘤等疾病。现代很多青年成了电脑"网迷"，常感到眼睛发胀、手脚麻木、皮肤发痒、神经衰弱。这是由于上网时间长，电脑荧屏产生了大量静电荷，静电荷对空气中的尘埃具有很强烈的吸附作用。有资料表明，电脑附近灰尘密度比别处高百倍，大量粒子灰尘长时间附着在人的皮肤上，可导致莫名其妙的皮肤病，尤其公共网吧会更为严重。因此上网或使用电脑的时间，一般一次连续不宜超过4个小时为好，否则对人们，尤其对青少年的危害后果是很严重的。

各种电器产生的电磁波弥漫在室内，有人称为"电子雾"、"电磁毒雾"、"电磁污染"。它不仅使人在室内改变行为，而且在室外也可改变人的行为。据国外资料报道：有一高压输送电线横穿公路，不少车辆通过此公路时，很多驾驶员的中枢神经系统受到高压电线的电磁干扰，注意力不集中，对声、光及视觉的灵敏度发生改变，手脑协调动作差，从而诱发车祸。

怎样克服和减少电磁波的危害呢？

保持室内清洁，减少尘埃，并要经常通风换气，使之空气清新。

电视机、音响、冰箱、微波炉、电脑等电器，不要在室内集中摆置，应适当分开摆放。看电视应在3～4米以外的距离为宜，每次看的时间最好不要超过3个小时，而且不能躺着看电视，亮度也不要开得过大。看电视或电脑操作时间较长时，中间应稍休息片刻，可缓解其危害。

使用微波炉时，应尽量避免把脸贴在炉门观看炉内情况，以免眼睛受到伤害。

冬季北方使用电热毯取暖时，应在电热后切断电源入睡，孕妇及儿童最好不用电热毯。孕妇妊娠早期尽量不做透视。

平时要多吃些新鲜蔬菜和水果，可增强人体对电磁波的抵抗力。

增强高原反应适应能力

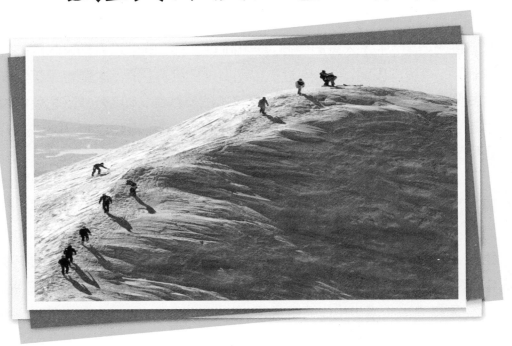

　　人类在迈进21世纪的关键历史时期，中国政府向全世界庄严宣告开发建设中国大西北的宏伟决定。这是加速中国全面大发展中的又一史无前例的巨大伟业，无疑将会吸引一批批有胆有识的投资者去考察，一批批专家和建设者们去开拓和献身。大西北那里高原辽阔，海拔3000米以上地区占全国总面积1/6，仅海拔4000米以上的青藏高原面积就有240万平方千米，成为世界面积最大、海拔最高的高原。另外，还有云贵高原、帕米尔高原，去那些地方都会遇到"高原病"问题。

　　什么是高原病呢?人离开久居的平原地区突然去高原,由于人的体质差异及高原气压低而导致生理发生一些不良的症状,比如心率增快、血压升高、呼吸加快、胸闷、头昏、血管扩张、血容量增大、脑血管缺血、心脏负担加重、机体功能紊乱等等。

　　根据高原病发病急缓及临床表现，高原病分急性高原反应与慢性高原反应。急性高原反应如昏迷、肺气肿；慢性高原反应如红细胞增多、高原性心脏病、高血压或低血压等。

　　这是由于进入高原气压降低，肺内的氧分压也随之降低所致。地势升高，人体呼吸量和血液循环增加，血液氧饱和不足，刺激造血器官，血色素及红血球增加。成人每天约需2800克氧气，其中有20%为大脑耗用，由于脑用氧量大而会感到氧气严重不足。加之肺泡的氧分压和动脉血氧饱和度的下降，一并导致机体为补偿缺氧而造成了呼吸、心率及血液流动加快，头晕、恶心、昏迷、胸闷、脑缺血等等病态。

　　高原与气候有一定相关规律：随着海拔增高，空气密度逐步减小，大气压力随之降低，氧气相应减少，从而引起人体动脉血氧饱和度下降。据测，在海拔零米时，人体血氧饱和约为97%；在海拔3000米时，人体血氧饱和约为90%；在海拔4000米时，人体血氧饱和约为85%；在海拔5000米时，人体血氧饱和约为80%。从而引起人体缺氧及发生一系列病理改变。

　　增强人体高原反应适应力，主要是要进行适应性锻炼，增强体质，扩大肺呼吸量。在去高原前几天，要轻活动，适当休息，增加营养，使耗氧量减少。初去高原者乘坐火车、汽车，比乘坐飞机能较为适应。另外，口服维生素C和黄芪汤，可减轻或起到一定预防高原反应的作用。

充分利用天然"疗养院"

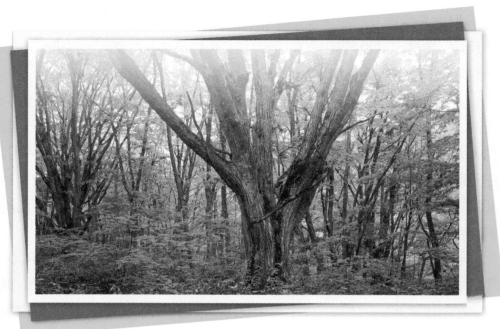

健康长寿是人类共同心愿和追求。天然"疗养院"，是因地制宜地利用独特的自然环境，以及优越的气候条件，对慢性疾病患者进行康复的场所。如森林、温泉、山丘、海滨等等，是疗养慢性疾病的好去处。

森林"疗养院"：一片片森林，犹如一座座绿色疗养院。实践证明，它能奇特地治疗很多疾病。如对高血压、脑血栓、肺气肿等很多慢性疾病都有一定疗效。对调节神经、促进血液循环等功能性的恢复效果也很理想。这是因为森林气候能产生有利人体健康的大量负氧离子，它被人们称为空气中的"维生素"，人体吸收后很有益处。

温泉"疗养院"：我国温泉能治疗疾病的地方很多，如吉林省长白山天池温泉、黑龙江省五大连池温泉、辽宁省鞍山的汤岗子温泉、云南省的腾冲温泉、江苏省南京的汤山温泉、陕西省临潼的骊山温泉及台湾省台北的大屯火山温泉……温泉中含有丰富的硫和氢等元素,对风湿性关节炎、皮肤病、神经麻痹、动脉硬化等疾病,都有很好的疗效。

草原、花卉"疗养院":大片草原与花卉,不仅使人心旷神怡,而且有杀菌作用。水及二氧化碳被草原、花卉吸收,转化为氧气释放出来,对人体十分有益。

山丘"疗养院":海拔千米左右的山丘,可成为疗养疾病及旅游度假的好去处。如江西省的庐山、安徽省的黄山、山东省的崂山、浙江省的莫干山……夏季气温较低,太阳辐射较强,且飘尘少、空气清新,能促进血液循环、改善血液成分、加强体内有氧代谢过程,很适合疗养肺结核、高血压、支气管哮喘等疾病的康复。

海滨"疗养院":海滨气候温和、空气湿润、阳光充足、昼夜温差小,海浪拍岸使负氧离子增多,促使肝、肾、脑等氧代谢过程加强。由于远离城市,空气污染小,是休闲与疗养好去处。另外,海滨沙滩适于海水浴,如把脚及部分身体埋在沙中,还可起到理疗作用,对风湿性关节炎、坐骨神经痛、慢性腰痛、镇静安神、促进睡眠、治愈神经衰弱、湿疹、疖疮、皮肤过敏、佝偻病及治疗抑郁症等疾病,都有一定疗效。

神奇奥妙的自然界,为人类无偿地提供有利身心健康、延年益寿的天然"疗养院"。

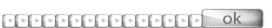

太阳被誉为"神医"

"万物生长靠太阳"，这是千真万确的真理。太阳又是巨大的取之不尽、用之不竭的能源，给人类带来光明和无穷的欢乐。太阳还是"神医"，对人体有神奇保健疗效，给人类带来健康、幸福。

太阳好似神奇针灸大夫，她那不同波长组成的光谱，有着不同功能。如：红外线可产生热量，照在皮肤上被吸收后，使人体增加热量而感到温暖，相当于中医大夫针灸效果。这位"神医"还具有调整人体各组织器官的功能，使毛细血管扩张，加速血液流动，促进新陈代谢，增强细胞活力，并起到消炎、灭菌、镇痛等作用，对治疗关节炎等疾病也有一定疗效。

太阳紫外线能促进黑色素的生长，使皮肤角质层增厚，可阻止各种病毒、细菌及其他有害物质侵入。太阳紫外线还能杀死细菌，抑制其生长和繁殖，防治感染性的疾病发生。

　　儿童缺钙患软骨症，老年人缺钙患骨质疏松症。适当晒太阳进行日光浴，能起到防治骨质疏松病、佝偻病的作用，若再配合常喝牛奶，吃鸡蛋、鱼肝油及钙片等，其效果将会更好。另外，太阳医生还能帮助治愈各类过敏症、慢性神经性疾病。在提高皮肤抗病能力，抑制组织增生，加速溃疡伤口愈合等方面，也有协助药物加速康复的明显辅助疗效。太阳光线照射人体，还有促进血液循环，增加对氧呼吸量的吸收等神奇的本领。因此从古至今，养生学家及医学保健专家，都提倡利用日光浴强身健体，防病治病，延年益寿。

　　应该提出的是：进行日光浴就好像吃药一样，一定要适度，即适时与适量，才能达到预期效果。否则，就会产生副作用，变利成害。

　　日光浴照射的时间长短，一般一次以30～60分钟为宜。冬季日光弱，日光浴在中午前后进行为好；夏季日光强，在上午10点钟以前，下午3点钟以后，这段时间进行日光浴为最佳时间。进行日光浴不能暴晒，照射时间也不宜过长，而且照射部位应时常变换。在骄阳盛夏，应戴上墨镜及太阳帽，在皮肤上还可适当涂上防晒油，获得理想的疗效。

　　人类不仅在工农业等发展中不断利用太阳能繁荣经济，还积极利用神医太阳在防病治病中的保健功能，为人类造福。

　　但是，凡事都有正反两方面，利用阳光保证治病也有个适可而止的度，过度了就走向反面，导致不良后果。例如过度紫外线照射，容易损伤皮肤，甚至引起皮肤癌的发生，这是谁都不愿见到的悲剧。

ok

太阳发怒使人类遭殃

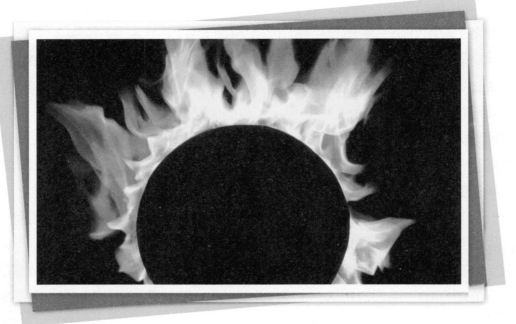

近时期很多资料表明，太阳剧烈变化，既是太阳黑子（太阳表面黑色斑点）的高峰期，又是太阳耀斑（太阳射球层中的色球爆发现象），以及日珥（太阳表层上空的红色气体喷焰）的异常活跃之时，常给人类健康带来严重危害。

太阳剧烈变化的发怒高峰期为何能给人间带来悲剧呢？太阳是个巨大燃烧的火球，氢占总量的3/4以上，在极高的温度及压力下，常转变成氦并释放出核聚变等巨大能量。在太阳活动发生剧烈的突然变化时，太阳大气抛出的带电粒子流引起磁干扰，从而使人的机体平衡失调，影响人的神经系统变化，对恢复能力差的老弱病残患者刺激更大，使一些人的血液中淋巴细胞发生不稳定变化，削弱免疫力及防御系统，引起凝血系统变化，促使血栓形成，诱发心绞痛、脑血栓、心肌梗塞等疾病，也使血管痉挛加剧、猝死现象增多，使高血压及青光眼加重，使胃分泌受到抑制、对信号反应迟钝，使精神病人病情加重、早产与流产频率增多，不幸的意外突发交通事故明显增加。

从近几年美国防癌专家发表研究论文说明，由于臭氧层遭到破坏，紫外线增多，加之太阳剧烈变化，使皮肤细胞产生黑色素瘤，诱发癌变增多，发生在太阳活动剧烈的高峰期，也是皮肤癌发病的高峰期，两者吻合不是偶然的。

总之，太阳发怒给人间造成种种悲剧，多是发生在太阳黑子、耀斑及日珥变化剧烈的高峰期，而远远高于其活动平静期。

太阳发怒期人们应怎样防御免受其伤害呢？

要经常收听广播，收看电视、报纸等新闻媒体发布的天文气象有关太阳的信息与预报，以便提前做好必要的保健防病工作。

要在太阳活动剧烈的高峰期，病人及体弱者尽量减少外出，尤其在太阳紫外线强度强烈时，很容易诱发许多疾病发生。

要在太阳活动高峰期，必须在室外工作的人员，应戴太阳帽、太阳镜或打紫外线保护伞。着装应穿白色或浅色衣服，不要穿黑色或深色衣服，这样可减少其伤害。

要少受太阳直接暴晒，多食含维生素A的食品及新鲜蔬菜、水果，以增强体质。

披着金色外衣的"杀手"

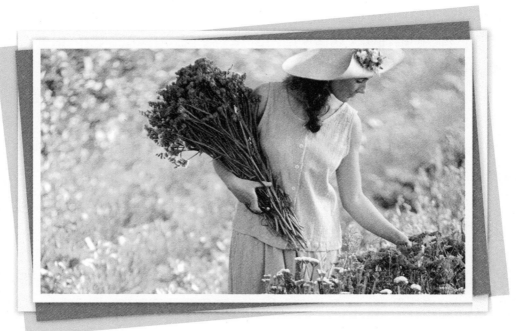

　　在骄阳似火的盛夏，人们会发现皮肤会随着曝光量的增加而逐渐变黑。原来，皮肤基底层的"卫士"——黑色素在奋不顾身地保卫着皮肤，吸收了太阳光中的紫外线，使黑色素越来越多，皮肤也就愈来愈黑。不然，紫外线就会像"核辐射"一样，引起人体损伤。

　　紫外线虽然看不见，却有极强的化学效应，能使很多化学物质、微生物、细胞破坏、分解或变性。科学家进一步将紫外线按波长分为近（紫外线 A）、中（紫外线 B）、远（紫外线 C）三种紫外线，并研制出多种人工灯具，使其发出特定所长的紫外线用于生产和生活。紫外线对人体危害的大小决定于紫外线的质量和人体的适应力。近紫外线的伤害较小，可使皮肤轻度变黑；中紫外线极易使皮肤和眼睛灼伤；远紫外线的危害更大、杀伤力更强，幸亏有很厚的大气层、云层和臭气层的屏蔽，使其很少到达地面。但在空气稀薄的高原或南北极地"黑洞"晴空下，其伤害作用仍不能忽视，尤其是缺少黑色素保护的白种人，皮肤癌发病率明显增高。

美国仅1989年新增皮肤癌患者260万例，其中有33％死亡。除了白种人外，还有患先天性白化病和后天患白癜风病人，都因为皮肤色浅而易被紫外线灼伤。

有的少年朋友听说，紫外线有助于体内维生素D的转化合成，有助于钙的吸收和骨骼的强健，于是就不节制地进行日光浴或海滨灼晒，其实大可不必。因为夏天一般人的户外接触日光和正常饮食中已有足够的维生素D和钙的提供。只有井下的矿工需要适当地应用紫外线补充照射。

说到紫外线对眼睛的伤害，必须引起青少年的注意。紫外线不仅能伤害眼睛表层的角膜和结膜，也能使眼内的晶体混浊，容易导致白内障，并使视网膜变性，视力下降。从小要保护眼睛就要及时躲避强烈紫外线对眼睛的损伤。尤其是青少年好奇地观察日食、电焊操作时，必须用防护镜片。晴朗夏天在户外或在高原上雪地里，都应该戴墨镜。然而，选择墨镜也得讲究，那些时髦而贵重的水晶眼镜没有阻挡紫外线作用。

人的表皮有数目不等的黑色素细胞。黑种人皮肤里黑色素最多，抗御紫外线能力比白种人强，其皮肤癌发病率就低。而黄种人介乎其间。在海水浴场沙滩上，皮肤都不同程度地被晒黑，但是暴晒后均增加了皮肤发炎、变性、老化的进程。

因此，夏天为了保护皮肤不必去追求日光浴，尽量避开阳光，或涂些防晒霜。健康皮肤靠平常的呵护，烈日下外出最好"全副武装"。保护自己，从小事做起。珍爱自己，时刻注意。

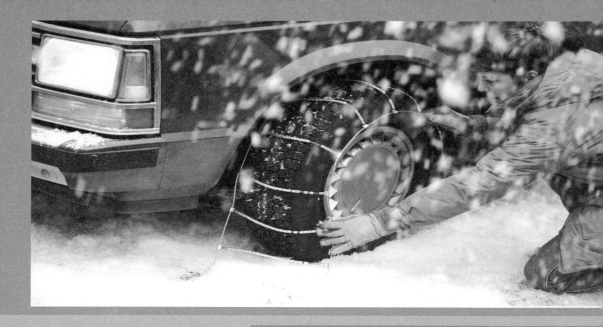

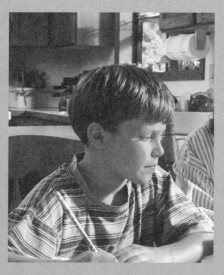

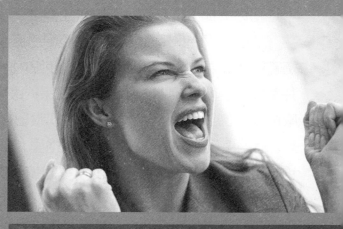

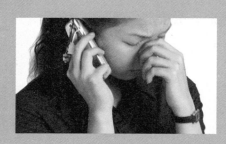

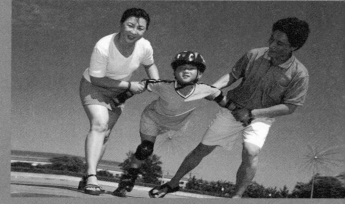

第五章 创造健康快乐的心态

随着医学模式的转变，心理状态研究已成为医学中的重要组成部分。尤其是青少年时期，不仅是长身体的好时机，也是心理成长的关键时期。自从人生进入第二断乳期（即心理断乳期），走进了十六七岁花季，人们都在憧憬着美好的未来，都想让自己的人生过得更充实、更快乐、更有成就。积极乐观的心态对于每一个人来说都是非常重要的。建造人生的健康心理是一生成长的大事。

心理学家发现，在一年之初，人们往往有着种种雄心勃勃的打算。然而，有23%的愿望会在新年的第一周内成为泡影，有45%的愿望会在新年的第一个月中宣告无望，有60%的愿望会在半年内以失败而告终。人的生活是一项系统工程，涉及到很多方面，如学习、社交、家庭、恋爱、劳动、锻炼、娱乐等，需要每个人对自己生活有个系统管理章法，持之以恒地遵章守法养成习惯。良好的生活计划是良好的生活状态的体现。制定一个健康的科学的生活计划，又认真地付诸实施，才能收到明显效果。

WHO(世界卫生组织)自20世纪90年代初就制定了"心理健康标准"，指出，心理健康要以积极、有效的心理活动，平稳、正常的心理状态，对当前和发展着的社会以及自然环境作出良好的适应。

人类社会进入21世纪，仅有健康还不够，还要有快乐。快乐是人生健康的最高境界，快乐是令人神往的圣地，快乐是精神焕发的源泉，快乐是精神与物质和谐的统一，快乐是理想与现实融合的体现，快乐是追求与抱负完美结晶的表情。快乐能使人健康，快乐能使人长寿，快乐能提高工作效率，快乐能活跃生活，快乐能陶冶情操，快乐能开拓空间，快乐能鼓起前进的动力，快乐能激起执著的追求，人生的每时每刻都需要快乐。如果说，健康是人生中最重要的东西，那么，快乐就是健康之中的最高境界，也是人类社会追求的时尚，这是新世纪健康的新理念。

建造人生的健康心理

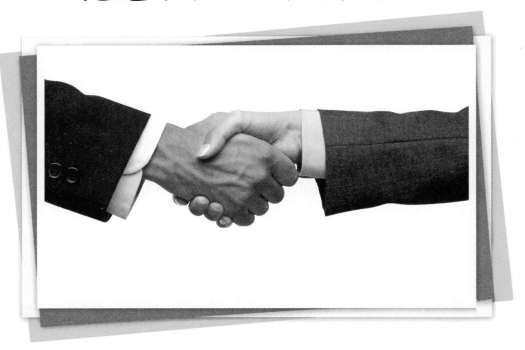

　　人，尤其是青少年，无论谈不谈理想，至少都应有自己的生活目标，或远的或近的，或精神的或物质的。人没有不想让自己的生活越来越好的，没有不想让自己的人生更充实、更快乐的。尤其是青少年憧憬中的未来，总是那么美好。

　　随着现代生活节奏的加快，人们在心理上承受的压力越来越大。不少人难以适应，患上了心理疾病，阻碍了前进的步伐。而那些心理素质好的人就不断取得成功。据中国心理学会调查表明，96.5%的成功人士都属于心理健康者。这说明，人生的路既要根据自身条件设计好，又要有一个健康心理做支柱，否则就会在"过累"中度过艰难的一生。

　　心理健康的标准可归纳为以下四点：

　　认识自己，悦纳自己。"人贵有自知之明"。人生最难的往往就是对自己的认识，这也是许多人不能成功的根本障碍。主要表现为两类人：过分自卑自怜者，这类人看不到自己的优势和长处，总在自我否定的怪圈中转，结果是情绪焦虑，行为退缩；还有一类人是自命不凡，夸大了自己的长处，不能正视缺点，甚至自欺欺人。成功人士既能看到自己的不足，也能看到自己的长处，做到自信、自爱、自知，只有恰当地为自己定位，才能把握住人生的方向，打下成功的基础。

接受现实，适应环境。俗话说，"人生不如意，十之常八九"。在现实环境中，挫折、困难、不顺是常事。心理不太健康的人，怨天尤人，叹时运不济。面对不利环境，不去努力改变，也不去适应，而是逃避，结果是越陷越深。而信念坚定，有顽强承受力健康心理的人，能做到正视现实，适应环境，最终能走向成功人生。

人格完整，人际和谐。古人说，"得道多助，失道寡助"，让人讨厌的人，在人格上表现为情绪变化无常，行为荒诞不经，感情浮游不定，个性多疑嫉妒，欢乐无人同享，挫折无人抚慰，才能无人赏识，成绩无人肯定，他还会有希望和信念吗？他的前途还会光明吗？然而，有的人在人群中时时处处与人为善，助人为乐，人格完整，肯定会受到人们的喜欢和爱戴，因此事业上也会得到更多人的支持，容易走向成功。

需要适度，目标实际。有的人手中掌管些权力，为了满足虚荣，中饱私囊，贪污腐化，胡乱指挥，盲目投资，搞垮了企业，终遭惨败。这是个人需要超出实际限制，目标超过客观限度。但是，心理健康者明确自己生活目的和需要，对自己能力有充分的估计，会给自己一个准确的定位。

培养心理健康，塑造成功人生是青少年努力奋斗的方向。

青少年要培养积极的心态

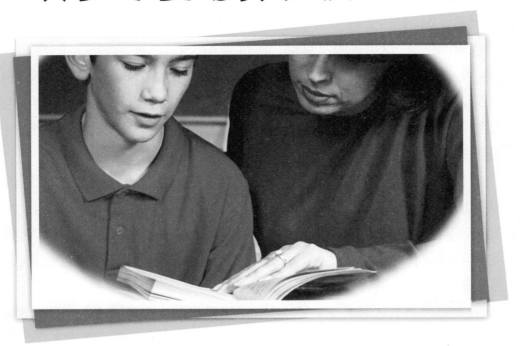

140

　　人的心理现象可分为心理过程、个性心理特征和心理状态三大类。所谓人的心态，也就是说心理状态。它对人们的生活、学习、工作起着非常重要的作用。如果以积极的心态投身于所从事的事业里，那将是成功的基础和保证。假如以消极的心态做事情，那将一事无成。

　　怎样才能从青少年开始培养积极的心态，追求卓越的人生呢？不妨从以下九个方面入手：

　　热情。要想做好一件事情，比如学好功课，必须投入足够热情。首先要喜欢各学科知识，再赋予学习的热情，从而才能学进去，取得成效。对于工作也需要热情，做起来自然有愉快感和成就感。

　　自信。信心是一切行动的源泉，在心灵深处树起坚定不移的信念：我行！我一定能行！同时对自己要有个准确的评估，敢于正视自己的不足，扬长避短，从而驱使自己不断成长。

包容心。要知道，海纳百川，有容乃大。只有宽厚待人处事，多一些包容，多一些理解，才能使心境宽广，胸怀坦荡。

洞察力。在学习和工作中，既要高瞻远瞩，又要立足脚下。在挫折和困难面前，要看到光明，提高勇气，找出策略上差距，又要吸取教训。多方位多角度观察事物是培养积极心态的主旨。

善于发问。有了问题才能找到正确答案，才能得到好的结果。如能在问题尚未显露出真相时候，发现并及时解决它，那么成功的机会更多，成就会更大。

行动。人生建功立业的成功秘诀就是积极行动。行动也是培养积极心态的"练兵场"。

希望。应该永远让自己充满希望，这是让自己保持积极、乐观、向上心态的根源。希望是动力的源泉，是活力和勇气的基础，只有先看到希望，才能实现大目标。

反省。要经常回头观望一下走过的路和做过的工作学习状况，找出走偏的脚印，看看有哪些不足。经常请教别人，征求批评意见，化弱点为强点，化阻力为动力，才能不断取得新的成绩。

与积极向上的人多交往。无论是学习，还是工作，应多与那些干劲十足、心胸开朗、积极进取的人交往，不仅能多得到技能知识上的帮助，也能受到精神意志上的鼓舞。

适应社会天地宽

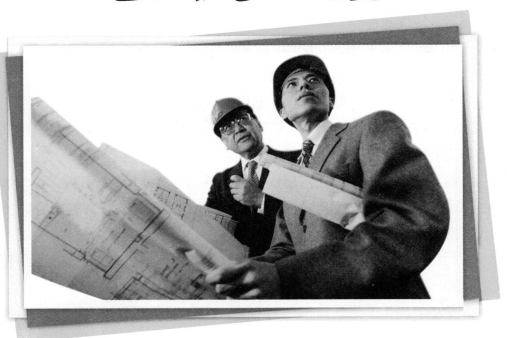

　　对于青少年来说，家庭和学校只是自己成长的摇篮。随着年龄的增长，必然要考虑到将来如何适应社会的问题。例如升学和就业是每个青少年都在想，也是必须经历的关口，谁也无法回避。在心理咨询调查时发现，小学生为将来干什么担忧的占10％左右，大中学生遇到的心理问题有20％～30％与升学就业有关。

　　由于社会改革开放和市场经济发展的需要，如今青少年的升学就业已经形成了一种多元化趋势，那种"一校定终身"、"一职定终身"的时代一去不复返了。所谓多元化的升学就业模式，就是根据自己的机遇和可行性，来灵活地安排未来的道路。在当今社会转型的时期，按部就班地一直升学毕业的人是少数。青少年有许多出路可以选择，甚至可以初高中或中专毕业先工作，然后边工作边业余学大本或研究生。对于不喜欢的工作专业可以先干几年积攒学费，再去学习寻找喜欢的专业工作。因此，青少年应力求使自己成为可塑性强、适应性强的，能具有多学科新知识和技能，能从事多种行业、不同种类工作的通用型人才。所以，青少年不要急于为自己的未来定位，要为自己铺垫新知识和新技能的基础。

有些学生带着许多矛盾心理咨询升学就业问题，并且有的急于"自我定位"，似乎还要以某个专业来端起"铁饭碗"，这种择业观念亟待尽快转变，不然会带来极大的心理困惑。那么如何面向未来呢？

先明确自己的奋斗目标，并积极以行动去实现。这个目标一定要适合自己的条件，既不能过高，也不可过低。过高难以实现，失败了不仅贻误年华，更会产生心理倾斜或失落感。

以社会发展和需要为动力，长远打算，从长计议。中考或高考落榜，或者考上大学专业也不满意，别灰心丧气。人生的成才之路全靠自己去开拓。有位大本毕业的找到了工作，但在本职工作中又加码，干一些扫地、打水勤杂工作，想辞职不干。在亲朋好友的帮助下努力干好各项工作，利用"骑驴找马"的机会，扩大社会交往，接受更多信息，后来在一家中外合企里找到一份高薪工作。这就应了古人说的"到手的铜胜过金子"。

走出校门仍要不断学习，不断更新知识，树立"活到老，学到老"的"终生教育"观念。有些青少年参加工作较早，可能失去上学的机会，但决不是没有学习的机会。如今我国的成人教育发展迅速，各种学习形式的业余教育均有，要积极参加，以得到学历来适应高科技发展的需求，以不断提高自己的文化素质和专业水平来适应社会发展的需要。

青少年需要快乐

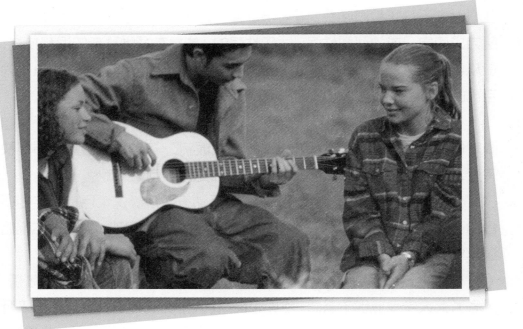

144

　　什么叫快乐？词典里说，感到幸福和满意。人们会想，现在的孩子生活在福堆里，一定非常满意！

　　可是，某教育机构曾经做过这样的调查问卷：你是快乐的还是痛苦的？在被调查的500名小学生中，只有3个人选择了快乐。调查结果令人震惊！在如今这样优厚的生活环境里，体会到快乐的还不到1％。对此，人们能说些什么呢？怎么解释呢？

　　应该承认，现在孩子的学习负担重了些，游戏时间少了些，难道这就是不快乐的根源吗？如果让他们忍饥挨饿去干活、去打仗，他们会感觉怎么样呢？心理学家告诫说，快乐和痛苦完全是生活感受的体验，青少年需要快乐，但是，有责任告诉孩子，"什么是真正的快乐"！

　　健康是快乐。拥有生命，才会欣赏世界五彩缤纷的美丽；拥有健康，才会让生活、学习、工作更美好。健康是人生一切的基础，学生有了健康的体魄才可以坐在教室里读书，才可以在操场上玩耍，才可以唱歌、跳舞，才可以做自己想做的一切有益的事情。

成长是快乐。人生随着年龄、身高的增长，知识、阅历和生活空间不断扩展，兴趣和爱好不断增加，人生乐趣也就更丰富，这就为成长带来了快乐。

进步是快乐。从少年刚入学府，到青年能写出脍炙人口的美文；从孩子的蹒跚学步，到生龙活虎的运动健将；从分不清泾渭美丑的傻孩，到通达事理、明辨是非的"大人"。青少年的每一个进步，每一个成就都给他带来特殊的快乐，不仅自己快乐，连家中亲人和亲朋好友也跟着快乐。

成功是快乐。成功，对于每个人都不能轻轻松松地获得。古语说："宝剑锋从磨砺出，梅花香自苦寒来。"追求成功的道路上有汗水、有泪水。多读一些书，多学一门技术，就能多尽一份责任，多出一分成果，岂不快乐？如果没有春天的播种，夏锄的汗水，哪有秋天丰收的喜悦呢？

那么，什么是快乐呢？快乐就是一种感觉，需要有宽阔的胸怀和坦荡的心境。感觉不到快乐，是因为脑子里总是想着如何获得和索取，从想不到助人和奉献。那么，心里就容不下快乐。无论是青少年还是成年人，要想快乐，必须换一种心态，换一种多为别人着想的心态，学会爱的回报。

21世纪的健康世纪里，人生光有健康还不够，还要有快乐！这是人生心理的最高境界。快乐的氛围是靠自己营造的。目前提倡的生活三大作风：助人为乐、知足常乐、自得其乐就是寻求快乐人生的重要途径。

善良是一种能力

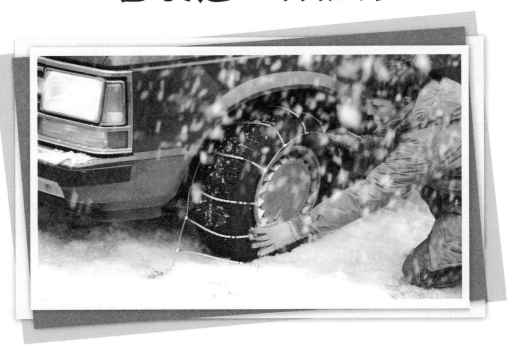

善良就是慈善的心态，自己的心地纯洁，对别人没有恶意。善良心理需要从小培养。古人王夫之说过："养其习于童蒙，则作圣之基立于此。人不幸而失教，陷囿于恶习，……欲挽回于成人之后，非洗髓伐骨必不能胜。"意思是从小养成好品质，长大才能有新作为；从小养成不好的习惯，到大了再改，就很难了。人的道德意识、道德情感、道德情操、道德行为是从小开始养成的。

善良就属于道德情感的组成部分，就是对道德准则及行为的内心体验。幼儿时经常把自己的玩具让给人玩，并且受到表扬，就增进了一分善良的情感；若与小朋友争抢玩具，打起架来，没受到批评，就增加了一分恶念。中学时，老师通知有一补考，当即表示出愁苦忧伤。当知道班上不少人补考，有的同学还补二三科，立即就愉快多了。为什么心情会好转

146

呢？从心理上说就是，在自己因为倒霉痛苦时，如果碰上一个比自己更倒霉的人，自己的痛苦就会减轻些。这种把自己的痛苦建立在别人的痛苦之上能是善良吗？显然不是的。

其实，善良不仅仅看他的言行，真正的善良存在于念起念灭的倏忽之间。例如，祖祖辈辈以刽子手为职业的人，若是在行刑前想到磨快屠刀，让受刑者少一点死前的痛苦，那一念就是善；普通人在日常生活中见到不幸的人，只生比较之心而不是同情之心，那一念就是恶。

心理学的主要任务，就是让青少年用敏捷的思维分析判断，认清好、恶、爱、憎。用道德情感中的真善美去同情别人，关爱好事，建设文明精神。培养关心别人道德情操，要有个习惯过程。需要道德意识、道德情感、道德行为的互相启发和结合。

第一，尽早让青少年尝到关心别人和受人关心的愉快，并且要自觉地强化这种行为。用小事薰陶，用形象生动的故事启迪。像"孔融让梨""雷锋的故事"等等，并日积月累照样做，就会收到成效。

第二，保持道德行为评价的正确性和连惯性，从理智上强化行为。道德行为是指符合道德准则的行为。俗话说的"扬善惩恶"，肯定好事，表扬善心，支持正确的，反对恶劣的行为。同时，当他们得到关心时，要求他们要表示感谢！这样使他们懂得关心，树立良好的品德。

第三，启发青少年关心别人扩大深化范围。孩子在家庭要有爱的回报，也要在学校关心老师同学，甚至关心社会上的苦难者。养成"别人的事，也是自己的事"的概念。主动多做公益事业，舍得为别人付出劳动。

善良不是愿望，而是一种能力，一种洞察人性中善与恶的能力。做人最重要的是学会善良的能力。

信心是半个生命

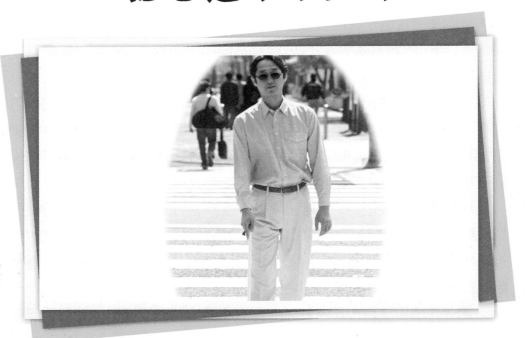

　　人的一生中难免有七灾八病的。有些人在疾病面前消极悲观，忧心忡忡，有一种日薄西山走进黄昏之感，这种心境对于健康是十分不利的。古人云："畏老老相迫，忧病病弥缚，不畏亦不忧，除病祛疾散。"

　　青少年时代就应该珍重健康，要有健康意识。面对疾病，人需要有坚强的信心。在健康长寿的因素中，信心也是最重要的一条。

　　古往今来，许多健康长寿者均有过精辟的论述。像战国时期的荀况认为"我命在我，不在天"，由于他对健康充满信心，才赢得了长寿；再如，生理学家蔡翘93岁仍很健康，他在60岁时患过冠心病，由于他树立了坚定的信心，他说："对待疾病决不能悲观失望，否则不但会影响疾病治愈，甚至会加重病情的发展。"英国98岁哲学家伯特德说，"人不畏老寿命长"，说明信心对生命很是重要。

　　信心就是力量，信心就是战胜一切的能动力。只要有信心，青少年就会树立理想，看到远大的目标，不会因为困难、挫折、打击等而寻短见。只要有信心就不会因体弱多病而失去生活的勇气。

　　许多残疾人靠强烈的求生欲望和信心赢得了长寿，这种本能在生命科学上称作"信寿"。例如，著名的残疾人作家张海迪，她高位截瘫，20年前曾被医界判为"死刑"，靠着她对美好人生的向往和追求，以顽强的拼搏精神与死神搏斗，她不仅胜利了，而且成功了，成为当代青年的楷模。张海迪的乐观、积极、奋发向上、敢于斗争，是用信心战胜了病魔和艰难，是用科学的生活方式创建的硕果，改写了人生。

　　信心是人的精神支柱，是健康的灵丹妙药。非常坚定而又持之以恒的信心可以提高人抵御疾病能力，这是由于坚定的信心可使人在精神上经常处于比较平静的状态，使内分泌和免疫系统能维持正常的功能，从而减少疾病的发生。

　　从心理学角度讲，信心属于一种积极的情感。它是意志顽强和精神愉快的反映，是良好心境的最高表现，而良好心境有益于人体的各种激素的正常分泌，有利于调节人体生理功能，增强人与疾病作斗争的勇气。

　　有位诗人说得好，"信心是半个生命，淡漠是半个死亡。"面对疾病或困难，人需要有坚强的信心。

鼓起勇气才能迎接成功

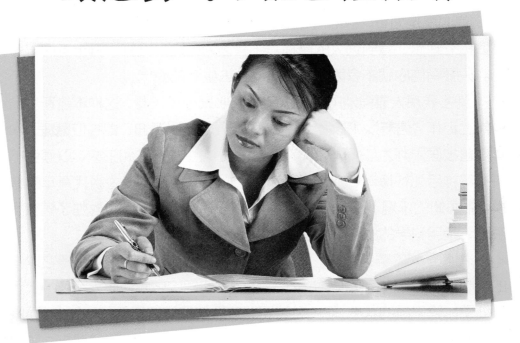

　　心理学家认为，一个人成功的行为操作包含自我启发的认识；而自我启发包含着自身的干劲，即主动迎接世界的勇气。所以，缺乏生活的勇气，是严重的心理问题。每当遇到"勇气之敌"，人的精神就容易陷入压抑状态之中。所谓的"勇气之敌"，就是容易失去敢作敢为毫不畏惧的气魄，容易产生灰心丧气的精神。没有勇气就不会有干劲，也不会积极努力，就不会有成功。就像春天没有播种，秋天没有收获一样。

　　那么，人在什么样的心理状态下会没有勇气呢？大概有三种情况：

　　疲惫不堪。精力充沛的人要注意身心疲劳。因为平时繁忙和紧张时还难以察觉到疲劳，疲劳在不知不觉中积存起来，待到稍微松弛下来，疲劳就会以痛觉或病症表现出来。这时，再想做些大事情就失去勇气了。

　　身心不调。这是指人在工作中身体感受不适，精神萎靡的现象。人的生理状态表现出积极和消极的周期。用生物钟或生命节律来解释，就是人体的体力、智力、情绪等都有高潮期和低潮期。这是主观上难以避免的过程。消极时低潮期情绪出现悲观反应，此时身心不调，做事就缺乏勇气。

忧虑多思。这是与性格相关的心理表现。有的性格内向的人总把自己陷入多思与烦恼之中，对事物总是顾虑重重，前怕狼后怕虎的，有时还做出些自欺欺人和自我淡泊的事情，这样的人抗争的勇气就很低。

俗话说，"打铁必须本身硬"。缺乏勇气就做不成大事。心理学家告诫人们，必须采取自身有效的应付手段，鼓起勇气去迎接成功。那么，怎样才能恢复自身的勇气和干劲呢？

树立信心。首先对自己有个清醒的认识——知己；然后对客观有个清楚的了解——知彼。认为自己有能力有条件成功，就要坚定信心。这就从精神心理上树起了一面旗帜。有了自信心，勇气自然就来了。

不要积累"疲劳"。工作要劳逸结合。让自身情绪始终保持轻松愉快的良好状态。当脑力疲劳时，增加些户外活动和体育锻炼。保障睡眠是消除疲劳的重要方法。注意营养也是必不可少的，因为没有充足的营养供给人体代谢，器官功能受到影响，也会加重疲劳的。

镇定处事，排除干扰。欲排遣身心不调，把周边零乱环境整理得洁静有序些。选择一两件简单的事去集中精力做，克服烦恼不安情绪，一旦赢得成功，就会增强战胜困难的勇气。

学会自我升华。对于多思多虑的人让其不去想困难的事，向更高层次去追求。例如一位美术工作者缺乏勇气，可以多欣赏艺术作品，从艺术的角度多看多想多实践，水平很快会提高，勇气随之被激励起来了。

培养青少年的独立意识

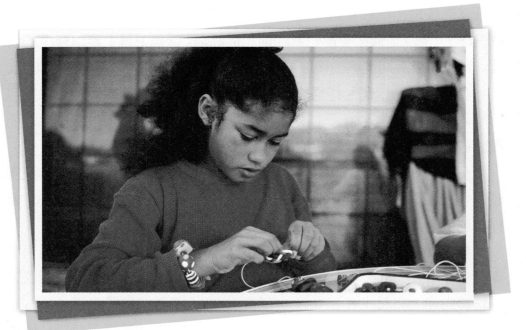

152

　　人生的花季，也就是十五六岁时独立意识逐渐开始形成，故而被称为"人生第二断乳期"。就是说从这个时期开始，对事物有自己的分析、判断、选择、处理能力了，可以不依赖父母的帮助，能独立处理事物了。

　　然而，有些家长对青少年百般呵护，做什么也不放心，使之失去了独立意识培养的机会。而青少年自己，凡事都依赖大人，不肯动脑去研究认识和处理事物的原则和方法，所以永远也"长不大"。那么，该用什么样的方法培养和锻炼青少年的独立意识呢？

　　让自己做出选择。有意培养青少年的独立意识，有助于增强自信心。如果从小对孩子就少一些照顾，凡事让他自己去做，就会使孩子树起自立的形象。要鼓励孩子"想做什么尽管去做，只要是有益的事情，你就大胆地做！"这样孩子就会有了自我认识，不管做什么，只要是好事，大人就会支持的。青少年要高兴地去在实践中做成功与失败的尝试，自己去体会成功的喜悦和失败的苦恼。当然，这种实践是合理、合法、安全的。从自己的选择、处理中培养起来独立意识。

需要精神上鼓励和正确引导。父母是青少年人生中第一任老师，其言行对他们的成长影响十分重要。因此，教育他们要在尊重的前提下，注意引导，多一些鼓励。这样才能使他们身心愉快，受到鼓舞，增长进取精神。当然，在教育方法上要说服教育，以理服人，多帮助分析，做启发式判断，找出处理问题的方法和措施。这样，青少年在备受鼓舞的氛围中，会信心百倍地独立处理好事物，取得成功的几率也大大地提高了。

迎合兴趣爱好，支持独立成长。每个青少年都有自己的兴趣爱好，当然，做父母对自己孩子是最了解的。小时候喜爱唱歌、跳舞、绘画等，就是一种兴趣，有时大人不让做还发牢骚哪！那么只要给他机会，创造条件，就会展示出才华来。也就是在发挥兴趣特长中，独立意识也在不断成长。例如在学绘画的写生中，对物体的观察，光线的理解，视物的取舍，都有个独立判断过程。最后作品的成功与否，就看判断的艺术水平如何。可见，从兴趣和爱好出发去培养独立意识，是切实可行的，并且也是引导的方向。

费尔德曼说过："如果想让你的孩子具有独立意识，那就教他怎样去工作、竞争和获取。目的是帮助孩子树立勤奋的思想，限制被动性活动，促进主动性活动。"在物欲横流的社会里，竞争意识越来越强烈，要求未来人们的素质越来越高，那么要求人的独立意识也越来越强烈些。为了明天的美好，努力塑造独立的自我形象吧！

懂得珍视信任

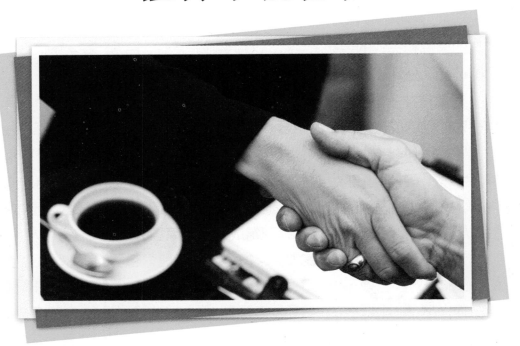

　　如今的青少年都喜欢交朋友,也都认为朋友是个人生活空间的伸延。但是,不少青少年交友没长性,今天与这个好,明天又跟那个好,究其原因,关键是信任危机。

　　人与人相处,信任是最重要的。只有信任,才能交心,才有合作,才会发展,才能进步。

　　对于具体人而言,"信任"分为两个层面:就是信任和被信任。一旦信任与被信任形成共鸣,倾心相撞,就将释放出不可估量的能量,相互推进,共同攀升。

　　信任是用宽广而真诚的胸怀浇铸的,它具有惊人的力量。三国时期,诸葛亮隐居南阳,躬耕陇亩,乐于布衣淡泊生活。当招贤纳士的刘备三顾茅庐时,终被谦恭和信任所感动,而为刘备宏图大业鞠躬尽瘁,死而后已，成为千古佳话。

同学之间有了信任，友情就会加深；朋友之间有了信任，友谊就会长存；政治家之间有了信任，就会团结巩固政权；企业家赢得了顾客的信任，就会带来巨大的经济效益。在社会上，信任是广交朋友的基础；在商场上，信任则是经营胜利之本。

信任从心理角度讲，是一种精神需要，得到信任就会有一种满足感。说一个人讲信义，守信誉，就是对他的人格的看重，价值的肯定 。古人有"与朋友交言而有信"、"大丈夫一言既出，驷马难追"、"言必信，行必果"等名言。可见，"信"字是人际关系中最值得珍惜的东西。人的最高层次的需要，不是山珍海味和绫罗绸缎，不是豪华别墅和香车宝马，而应是自身价值的充分体现。

历史上有多少人因缺乏信任而猜疑忌恨，变成孤家寡人铸成大错的教训呢！楚汉相争时"力拔山兮气盖世"的项羽，因气量过小，疑心太重，最后落得个茕茕孑立，四面楚歌，自刎而死。与此相反，刘邦豁达大度，心胸宽阔，表现出非凡的气度，以仁德取信，为成大器。刘邦的用人原则就是信任，"用人不疑，疑人不用"。

当然，任何信任都不是盲目的。应该随着人们的行为、情感、效益而产生，既要有伯乐的慧眼，也要有管仲的真诚。特别是在人心浮躁，功利盛行，私欲膨胀的当今，信任情感的释放必须以冷静观察、反复实践、真诚了解做基础。

值得别人信任，信任别人，是人生的一种境界。值得别人信任要靠一种人格的力量，善于信任别人是人生的一种追求，学会信任则是人生的课题。任何真正的信任都是值得珍视的。

关注青少年的公平观

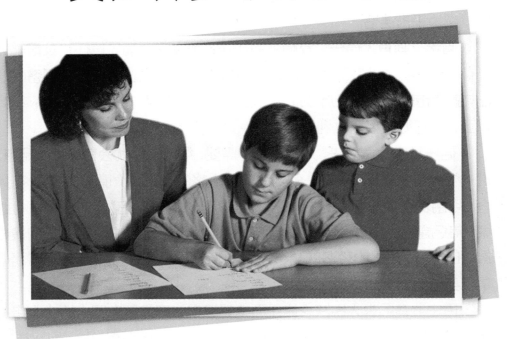

　　人总是在渴望公平，渴望平等，这种要求是与生俱来的。青少年也同样，渴望着家庭、学校、社会到处都洋溢着平等相待的氛围。

　　从客观上说，成年人是因为多年生活在平均的模式中，习惯于平均主义了，对孩子也产生了一定的影响。自从改革开放以来，各地的经济发展速度不同，收入差距拉大了，原来穷富在一个起跑线上，如今穷富不均，人们的心态也发生了变化。

　　如今，孩子能向大人提出一系列"不公平"的现象。"为什么你们说的我们必须得服从，而我们说的你们不理睬？这不公平！""为什么只准你们打骂管我们，而我们不准管管你们？这不公平！""为什么你们没上大学，而非要我们考名牌大学？这不公平！""为什么老师可以偏向几个好学生，而我们不可以提点意见？这不公平！"一声声不公平似乎道出了活生生的现实。细想一下，孩子也是人，人际关系应该是公平合理的。

其实，世界上根本就没有绝对的公平，绝对公平只是一种理想，一种神话，这个世界本不是依据公平的原则来创造的。譬如，自然界中，羊是吃草的，狼却是吃羊的；猫是吃老鼠的，如果没有了猫，老鼠泛滥成灾，会传染许多疾病，人类不仅要被染病，还要丢失许多粮食；大自然从来就不公平，地震、风暴、干旱、海啸每年都在干扰人类的生活。从社会上看，公平不是绝对的，应该理智而坚定地告诉青少年。否则，他们追求公平的理想不能实现或得不到满足时，会出现消极、愤怒、沉沦、忧虑、嫉妒、自卑。应该帮助青少年建立健康的心理环境，建立正确的公平观。例如，把他们认为所有不公平的事物罗列起来，教会他们正确地看待自身与他人的差别，既不要自轻自贱，崇拜英雄或偶像，把任何人看得比自己优越；也不可盲目自信，无谓地贬低他人。不因别人的权力、财富、地位而愤愤不平，不因对别人充满爱心而别人对自己冷漠而郁郁寡欢。在这个充满竞争的时代，坦然面对人生，面对公平，不如别人的地方要努力赶上，超过别人的地方要保持成绩，要博得自己内心的充实。至于别人的短长，不去幸灾乐祸，不去斤斤计较，不去评头论足，认准自己的目标，健康快乐地成长。

然而，公平、平等、民主毕竟是文明社会的一面旗帜和一种法则，是存在于人们心底的一种本能的意识和追求。青少年追求公平观，是社会民主意识、公平意识发展的结果。对于独生子女一生下来就注定不愿俯首听命的本性，他们拥有平等、公平意识不足为怪。对于青少年要多一些公平，多一些妥协，多一些民主，为他们创造一个宽松合理的环境。

追求漂亮还是塑造美丽

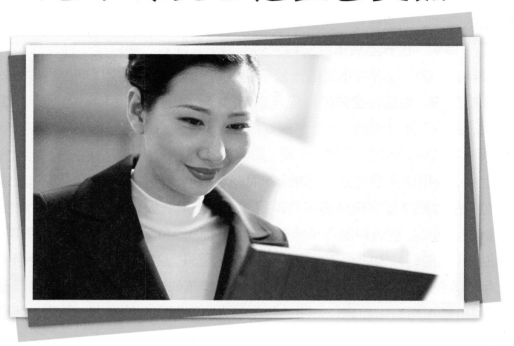

　　人生进入青春期开始美的追求，尤其是女孩每天站到镜子面前的时间多了，衣着打扮上下的功夫也多了。走在路上对于长相漂亮的也多看几眼。甚至看电影电视，对演员人物塑造评论的不多，而对形象评头品足的不少……

　　漂亮与美丽，是两个看似相同却又不尽相同的概念，在词典里，漂亮是好看，美观；而美丽是使人看了发生快感。由此可见，不论是漂亮还是美丽，肯定都是好看。而美丽，不仅仅好看，还能让人产生愉悦。

　　当漂亮与美丽用在女孩或女人前面作定语时，自然而然便将其分出层次定位了。随着时代的发展，女性的漂亮既源于天生的丽质，也可借助于现代科技的整容、化妆品、时装等包装，漂亮者越来越多了。可是，美丽的女孩则不多见，因为仅仅靠包装是营造不出来美丽的，女性的美丽是靠风度和气质取胜，是与文化修养分不开的。

漂亮女孩往往过于注重装饰自己的外表，而忽略了能容纳百川的内心。外貌好看了，内心却可能苍白，言谈举止常常表现出浅薄粗俗。而美丽女孩则懂得，要使自己优秀，必须以丰富知识为前提、生活当课堂、阅历为经验，全方位开发自己，以丰厚的学识和高雅的品行来展示出大家风韵。

漂亮的女孩远远看去是美的，一旦走近却常常令人失望，那呆板的思维、粗浅的言谈，使得好看变得艰难了。而有些人看上去虽没有艳惊四壁的容貌，但她融睿智的头脑和厚重的修养，让人觉得十分美丽。因此，有人说，对漂亮女人只能远远地欣赏足够了，而美丽的女人则往往如磁场紧紧地吸引着人们。

时光如梭，无情地吞噬着女孩的漂亮。而她们拼命地想挽留漂亮，对化妆品和服装的追求与日俱增，却挡不住大自然的无情，最终失去了漂亮，自己也暗淡了。而美丽的女孩珍惜自己的岁月，勤奋努力，纵然也留不住青春，可留住了潇洒的魅力。

漂亮常作点缀，而美丽则让人陶醉。美丽中蕴含着漂亮，而漂亮却不能代替美丽。愚蠢的女孩追求漂亮，聪明的女孩塑造美丽。

你是追求漂亮呢？还是……

青少年要培养自己责任感

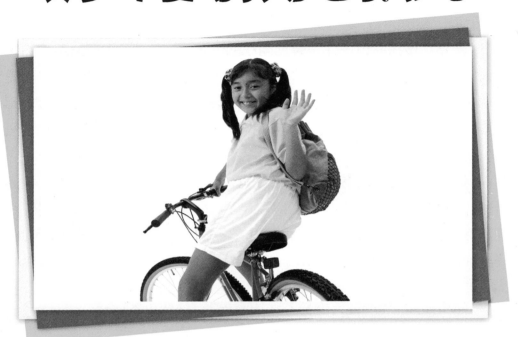

　　所谓责任感，就是自觉地把分内的事情做好的心情，也可以说责任心。青少年当前的分内事情就是学好功课，掌握知识和技能，增强文化素质。青少年明天的责任，就是成为国家和人民的栋梁。纵观人生的全过程，从心理学角度来概括，要想使自己成为有责任感的人，既要教育培养，更需要自己有意识地去磨练。有责任感的青少年能够自立、自主、自强，容易形成认真、踏实、顽强和持之以恒的性格。

　　如今社会独生子女居多，由于独生子女在家庭地位的优越，容易惯成"娇"、"霸"二气。因为独生子女的要求都能得到满足，不少人甚至过着"衣来伸手，饭来张口"的生活，自己的生活许多都得父母去料理，这就养成了独生子女吃不了苦，自立能力差的娇气。加上生活上习惯于满足，稍有不满足就发脾气，好吃好用的东西只顾自己，不想别人。当有人占用少许，霸气显露出来了。这种特殊的家庭地位和特殊优厚环境，容易造成个性和品德发育中的某些缺陷。到集体环境中不合群、任性、不会关心别人。对集体或别人也就缺乏责任感，进而对事业和国家的责任心也就欠缺。

那么，青少年应该如何培养自己的责任感呢?应从以下三个方面入手。

养成良好的习惯是建立责任感的前提。说白了，责任感就是一种自觉性。幼年时期是凭欲望生活的，做什么事情都是从欲望出发，所以不会有自觉行动。"习惯开始于强迫"这话是有一定道理的。可以说，儿童时期的自觉性是由强迫形成的良好习惯。要强迫自己养成一些好习惯，开始从自理能力做起，例如自己穿衣、吃饭、洗脸等。还要完成与自己有关的事情，如收拾玩具、文具等。该马上干的必须立即完成，不能拖拉，也不要慢吞吞的。逐渐养成习惯就变成了自觉行动。

主动找出几件事情让自己负责，从中得到锻炼。每位青少年都有很强的自尊心，当得到家长、老师和同学们的信任时，就会增强主动自觉的能动性，就会产生一种强烈的责任感。例如在家里主动检查人离关灯、关水、锁门等;在学校里负责值日、清扫等。既能调动积极性，又能增强责任感。

学会掌握运用的权力。权力最能帮助青少年建立责任感。因为在运用权力过程中，能主动自觉地并以身作则地做些事情，不仅能带动别人，而且对自己也有一定的约束力，使其责任感更加规范化了。

责任是进步的动力。每个人对家庭、对单位、对社会都承担相应的责任。如果能意识到自己的责任，就会在心灵深处产生内驱力，推动着自己的一生去完成理想的使命，就会取得人生的巨大成功。

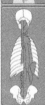

耐受力需要培养锻炼

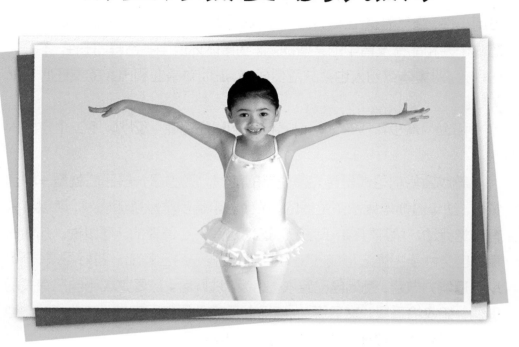

随着社会的进步、科技的发展和创新的需要，越来越要求人们提高自己对不明情境的耐受性和抗压力与耐受挫折的能力。尤其是在竞争意识日趋强烈的时代，对青少年的耐受力锻炼提出了严峻的考验。事实上这也是未来人才所必须具备的一种重要性格和能力的倾向。它对人才的成长、创造力的发挥以及人生目标和理想的实现，都具有十分重大的意义。

那么，青少年应该如何在学习和生活中，培养和锻炼自己的耐受力呢？

第一，要有明确的目标。无论做任何事情都要有一个十分明确的目标，可以克服周围不良环境的干扰，从而集中精力，才能增强耐受力。

第二，要有充分的自信。自信就是自己做事情的信心。有了信心可以激发出成功的勇气，不去介意别人的说三道四或冷嘲热讽，从而耐受力也自然增强了。

第三，要有坚强的意志。意志是决定达到目的而产生的心理状态，有了坚强的意志，就能树起必胜的信念，遇到任何艰难困苦，甚至意外打击也毫不屈服。

第四，要有执著的进取精神。精神就是人的思想意识，一旦形成具有相对稳定性，同时也具有支配人为达到既定目标而不懈努力、坚持、拼搏着。这种精神非常有利于耐受力增强。

第五，要制订周密的计划。常言说，不打无准备之仗。经过思考的做法可以避免行动时徘徊不前和战胜干扰，从中自然培养锻炼了自己的耐受力。

第六，要有广泛的知识积累。知识是提高个人素质和学习、工作质量的重要基础。丰富而广博的知识，可以活化脑细胞，使思维敏捷，想象丰富，心情开朗。这对于培养和提高耐受力颇具有积极意义。

第七，要学会关心体贴别人。人类社会中，谁不关爱别人，别人也不会关爱他。所以说，不关心体贴别人的人，一心只顾自己的自私自利者，生活空间是狭小的，在人群中是孤独的。只有广交朋友的人，在遇到困难或情绪下跌时，才能及时得到大家的鼓励和帮助，从而使自己顽强地坚持下去。这是培养耐受力的重要人际因素。

第八，要养成勇于刻苦的习惯。心理学指出，人的耐受力是同克服困难相伴的，而困难有大有小，要先学着克服小困难，渐渐地克服大困难。当意志和耐受力提高到一定程度时，就养成了刻苦的习惯。

为了人生的奋斗目标，需要表现出来勇气、热情、意志、精神、知识等综合素质，而这些都是日常刻苦磨练的结果。

青少年要拒绝诱惑

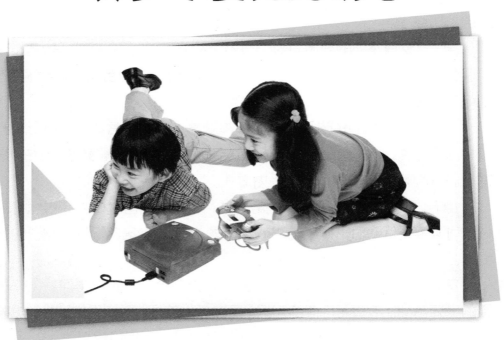

诱惑就是使用手段吸引或招引，使人们的认识模糊而误入歧途。在物欲横流假冒伪劣泛滥，广告眼花缭乱的市场环境中，拒绝诱惑是非常重要的，但也是很困难的。

一个饥肠辘辘的穷光蛋见到一堆闪闪发光的金子或一叠钞票，能无动于衷的人恐怕不多。出于本能的欲望，这也是属于正常。但是，"君子爱财，取之有道"。即使诱惑，也不越轨。然而，对于青少年来说，由于知识欠广博，心理不成熟，阅力不丰富，容易受到吸引，卷入旋涡。

诱惑有两种，一种是事物本身所具有的吸引力，例如金钱、财物等；另一种是人为的诱惑，引诱者为了某种目的，使用手段，以金钱或美女为诱饵，使被诱惑者认识混乱，以致坠入陷阱。人们对前一种诱惑容易识别，也容易拒绝：金钱再好，是人家的，拿不得，有后患，道德和法律的约束，构成了人们的行为规范。如果人人都能规范自己，那我们社会的精神文明将是一个多么理想的境地。

难以拒绝的是那种人为的诱惑，难在哪里呢？

难是投其所好，防不胜防。你想什么，人家送什么；你要多少，人家给多少。所爱皆是己之所好，岂有不笑纳之理？

难是编好圈套，请君入瓮。从不少青少年变坏的教训来看，是吃喝玩乐的金钱诱惑；从社会上许多腐败贪官来看，是金钱加美女的吸引。

难是互利互惠，逼你就范。对于青少年来说，钱乐交易，相互引诱，互相满足。然后，一根绳拴住两只蚂蚱，谁也逃不了。

拒绝诱惑，千难万难难在一点上，就是私欲的膨胀，也就是权欲与贪欲的相互作用，难以分离。有私欲就有贪心，就想占有，就难拒诱惑。

古往今来，有多少人在诱惑之下，冲昏了头脑，一失足成千古恨。有的人或贪一时之欢，或恋意外之财，贪得无厌，越陷越深，最后连性命都搭进去了。人生应该有个清醒的头脑，做事要冷静三思，万不可不顾身后的险恶，昏昏然，飘飘然，梦醒之时便是厄运降临。从这个角度看，拒绝诱惑，无疑是拒绝犯罪，拒绝毁灭。

拒绝诱惑，需要意志。面对诱惑，忍心舍弃，不为所动，乃意志将行为约束在法制的威严之中。这样拒绝，尽管是违心而被动的，也是可敬的。清醒地主动拒绝诱惑，心之所系，乃天下之安危，苍生之祸福，超然物外，千古流芳。拒绝诱惑难易在人心哪！

学会冷静应变

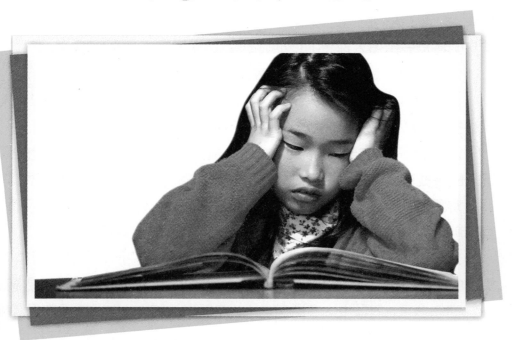

有一幅漫画是画独生子女在家庭中特殊地位的，题为《家庭中的太阳系》：独生子女位于画面中心，犹如太阳系中的太阳；外面父母亲、祖父母、外祖父母像六个行星围着这个家庭中的小太阳团团转。因此，独生子女过着依赖、舒适、优厚的生活。每当生活和学习上出现些变化，家长早已解决。由于百般的呵护，孩子无需考虑应变。

然而，一个人生活在社会上免不了会遇到不幸和烦恼的突然袭击。往往独生子女在灾难中的抵抗力和耐受力就很差，在突然袭击中方寸大乱，不知所措，一蹶不振；而有的人面对天降大难，泰然处之，对应措施随意而生，并且立刻化险为夷。为什么同样的心理刺激，不同的人会产生如此的反差呢？其重要原因就是应变能力的培养问题。

每当灾难与烦恼降临时，必须居高临下，反复思考，明察原因，尽快稳定惊慌失措的情绪。 然后，从心理暗示自己，"要鼓足勇气，战而胜之"。这是应变的首要条件，只有增强了信心，有了战胜灾难的勇气，才能找出适当的方法和途径。这也是冷静的过程，在冷静的片刻中才能产生智慧来。

人体生理研究发现，"冷静状态"能使由于过度紧张、兴奋引起的脑细胞机能紊乱得以恢复，使神经中枢迅速恢复理性思维。如果没有这个冷静过程，脑组织仍处于惊慌失措状态，判断思维可能出现歪曲事实或虚构想象，使决策失误。人在灾难面前，对自己和对现实要有个全面正确认识，这是突变面前情绪稳定的前提，不仅要压抑住内心的恐惧、暴怒、怨恨等情绪，更重要的是不能感情用事，随便做出决定，要冷静应变，调动自己巨大的潜能。这点就看出平常自立能力的效应了。凡是平素独立意识强的人，应变能力就强。 而独生子女依赖惯了的人，就会感到困难重重了，甚至走投无路了。

事实证明，心理平衡是应付突变不被击垮的必备心理素质。要想自我心理平衡，必须先学会自我宽容。人世间不可能都事从人愿，当违背自己意愿的事情发生，不要怨天尤人，要豁达相对。不要怕工作失误或有风险，要敢于在实践中锻炼自己，找出经验和教训，不断提高自己的能力和水平。只有确保心理平衡，才能向新的目标攀登。

心情舒畅是冷静地消除烦恼的保证。要学会宽恕那些曾经伤害过你的人，别对过去的事情耿耿于怀。宽恕能弥补心灵的创伤。相信自己的能力和心胸，能容纳下大地、蓝天和大海，也一定能容纳下灾难和烦恼的考验。

纠正青少年学习困难心理

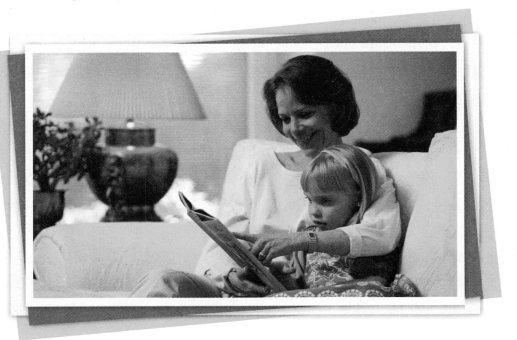

168

　　学习困难又称学习障碍（简称 L、D），是指大中小学生发生的厌学、恐学、逃学、拒学、留级、上课注意力不集中、成绩低下等，虽经主观努力，百般辅导，学习仍异常困难者。有关心理学研究部门做过调查发现，学习障碍比例在 18.6%～36.4%。

　　学习障碍的心理因素是多方面的。采用心理卫生调查表、心理测定和精神检查、综合心理分析发现，引起青少年学习障碍的常见心理因素有：多动症及其后遗症、低能、智力缺陷、心理幼稚症、各种神经症、早期神经分裂症、学校恐怖综合征、抑郁性心理障碍、学习困难症、人格障碍和学习动力障碍等。

　　青少年出现的各种形式的学习障碍，通常都是心理原因造成的，但是广大家长和老师则简单地判为"不用功、不努力"，"思想问题"等，其采用的方法也多半是简单粗暴的，不是责备，就是训骂。实践证明，通过心理咨询，采用有针对性心理测定和研究，判明学习障碍的原因，并应用现代心理学的方法进行调治纠正，会收到满意效果的。上海余展飞教授曾对200例学习困难学生作心理咨询，发现学习障碍占 68.5％。对其中27例做心理疏导、心理卫生教育、家长学校指导、医疗和心理训练等综合措施，达到缓解、恢复健康5例，明显进步5例，进步12例，无效4例。

对于一般没有严重心理障碍的青少年，老师和家长要进行适当的心理疏导，培养求知兴趣。青少年自己也要加强自我约束力。只要内外结合会取得好成效的。培养求知兴趣可从三个方面入手。

第一，热情保护好奇心。好奇心是少年的天性。随着年龄增长，好奇心逐步扩展，注意力逐步集中，而导致对事物的探索。只有引导青少年满足好奇心到兴趣的程度，才能激起求知的欲望。

第二，善于发现青少年的偶然性兴趣。偶然兴趣就是偶然对某项事物或活动产生的兴趣。例如富兰克林之所以爱上电学，就是在乘往波士顿轮船上看到一位旅客做电学实验被激起的。只要因势利导，就会激发出来求知欲。

第三，尽可能让求知同兴趣联系起来。兴趣能给人心理上带来快感。有些兴趣几次失意下来也会发生兴趣转移。所以，不要把求知仅限于读书范围，注意寓教于乐；不要让读书充塞所有课余时间；不要忽视兴趣的效果运用，兴趣的巩固也离不开效果的促进。

常言说，合抱之木，始于毫末；参天大树，起于平地。望子成才不能急于求成，要善于发现、启发、引导和培养求知兴趣。当然，一些严重心理障碍还是不能忽视的。

ok

敌视情绪有碍健康

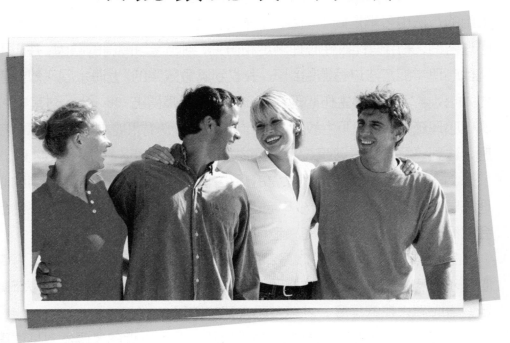

170

　　人的情绪反应各种各样，其变化往往可造成人体的生理性或病理性改变。近代神经生理学、神经内分泌学和免疫学的研究表明，心理因素可能通过一定途径引起病理生理变化，导致疾病。反之，某种生理变化也能影响心理过程，改变情绪。

　　大量研究表明，长期敌视他人和担惊受怕的情绪，会提高血液中胆固醇的水平，还会导致肾上腺素和氢化可的松的大量分泌，使血小板变黏，微细血管变敏感，因而增加了心血管粥样硬度和心栓形成的疾病。

　　美国心理学家威廉斯博士认为，"敌视情绪"就像吸烟和高血压一样对心脏有害。早在1958年，威廉斯博士就开始对250名医科大学生进行追踪研究，经过25年后，发现其中"敌对情绪"强或较强的人，死亡率高达2.5%。而且这批人中患心脏病者竟然是其他人的5倍。威廉斯博士解释说，"敌视情绪"包括对他人的厌恶和不信任感，持有这种"处事哲学"的人，常容易生气，长期郁积会破坏身体的免疫系统，从而导致心脏受损。美国心脏学会发表文章说，许多新的研究得出结论，发脾气过后的2小时内，心脏病的发病几率成倍增加。

美国心理学家杰乐曼历时70多年，对加利福尼亚州各中学856名男生和672名女生，进行了详尽的心理测试。先是杰乐曼本人，然后由他的学生每隔5~10年对被调查者的一生反复进行测试。到1991年，这些被调查的学生中还有一半人在世。杰乐曼对死亡者的心理特征与其寿命的对照研究表明，某些心理特点有助于长寿。例如，那些少年时代表现性格诚实、遵守信用，以及责任心强的人，比之于不够自觉、不够踏实的同龄人要多活2~4年。

还有研究证明，即使一般的说谎行为，也会给身体带来很大的危害。说过谎的人，心有余悸，矛盾重重，心慌意乱，这种由悲感交加引起的交感神经兴奋的表现，会造成大脑机能失调，导致兴奋和抑制过程的平衡紊乱，引起神经衰弱等疾病。人在说谎时，体内分泌很多的肾上腺素，会加速心脏跳动，加快呼吸，使血压上升，同时会使白血球数量下降。一些国外医学家指出，即使是不怀恶意的说谎，也会使体内神经细胞受到震荡。相反，善待他人能建立良好的人际关系，给自己带来良好的心理感受和心灵慰藉。研究表明，良好的人际感受有助于大脑产生有利于免疫系统的内啡肽类等生物化学物质。这些物质可以使心情愉悦，情绪亢奋，有利于调节快乐生活的节奏。

痛苦需要释放出来

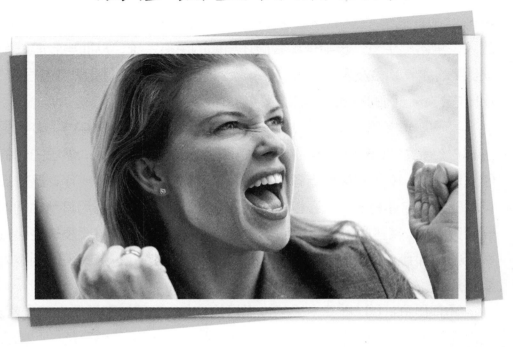

172

人的一生中，痛苦和快乐并存。有时受到冲击就有压抑感，心情就痛苦、悲伤；有时受到好评就心情舒畅，出现喜出望外、快乐、激昂。从心理学角度看，压抑、痛苦时间长了能造成心理疾病；从病理学角度说，长时间的心理失去平衡，容易导致疾病。青少年心理不成熟，也不稳定，尤其是女孩子愿意生闷气，容易引发疾病。因此说，情绪与健康的关系尤为重要。过去说，"笑比哭好"，俗话说，"笑一笑，十年少"；近些年来，有人说"哭比笑好！"

哭，是心理痛苦、悲伤的表现，是利用哭泣来释放心理的压抑、郁闷。从生理谈起，哭泣伴有一系列生理变化：呼吸的速度、深浅会发生明显的改变；吸气和呼气时间的比例一般为1：4，这时可变为1：2，甚至1：1。这种浅而急促的呼吸，又会引起胸部郁闷，所以哭泣时常常夹杂着长叹，就是弥补这种呼吸不足，以解除痛苦，从而感到舒畅；哭泣时，还会引起心脏搏动加快、加强，外周血管舒张，血压上升，血糖增加以及内分泌腺体活动变化等等。

平日偶然的郁郁寡欢，心情压抑，或遇到悲哀的事端，痛哭一场，释放一下心中郁闷还是非常重要的。一次，有位女中学生来作心理咨询，她说："因为我在课堂上说话，被老师批评了，同学们也添油加醋的，我非常生气！从此我就看什么也不顺眼，跟大家很少来往了，遇到点小事就哭，别人都说我是个'哭巴精'。从此我就一蹶不振……"她问，"医生，我这是病吗？"是的，这就是心理疾病，也可以叫心理障碍。

人的一生中总要经历许多快乐和痛苦，快乐可以自生自灭，而痛苦却不能，有时还被人们放大，感到面前一片灰暗。直到有一天，看到天外的天是那么广阔，那么湛蓝；再看到自己的过失和短处，就悟出了道理，还觉得，不该因为点小事想不开，跟自己过不去。当然，如果请心理医生来做一下心理治疗，会取得更好的效果。不然，找个知心朋友哭诉释放一下，也会收到良好的效果。

青少年应当从小就培养自己具有乐观主义精神，要热爱集体，热爱生活。学会正确处理人与人之间的关系，与同学要心理相容，互助友爱，虚心谦让。要正确看待自己，既看到自己的优点，更要看到自己的不足。思想上的积郁要吐出来，或者采取"分心法"或"转移法"远离忧郁。这样一来，就会变成一个快乐的人。

设法摆脱"灰姑娘情结"

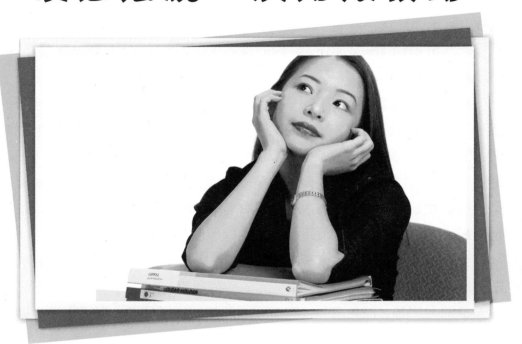

174

　　关于"灰姑娘"的故事，知道的人很多。灰姑娘孤苦伶仃，美丽善良，命运悲惨，遭到继母及异母姐姐的百般凌辱。幸亏神仙帮忙，才见到了王子。王子对她一见钟情，从此改变了她的命运。显然，灰姑娘的时来运转，完全依靠王子，使她摆脱了厄运。

　　灰姑娘这种寻求庇护的被动心理，心理学家称之为"灰姑娘情结"，正是这种心理使千千万万的女性过早地把目光投向恋爱与婚姻，投入到对小家庭的宁静港湾的欣赏与追求中。于是她们期望着随白马王子一起飞进爱情的浪漫宫殿，把自己的温馨和智慧献给心目中的白马王子，以至在不知不觉中失掉了原先强烈的求知欲和进取心。一旦有了丈夫和孩子便心安理得地扮演起一个在事业上依赖丈夫、在感情上依附家庭的角色——贤妻良母。

　　事实上，"灰姑娘情结"心理许多女性内心都存在，它是套在女性脖子上的一道枷锁。这也是人类长期父权社会中，对女性的主动权和独立性侵袭的结果。历史上的社会分工，使女性天性变得温柔贤弱，甘心当配角，情愿当助手。所以许多未婚青年也常把自己的命运孤注一掷地寄希望于白马王子的早日到来。甚至有的少女也不思进取，不刻苦学习，像灰姑娘那样，把未来寄托于"上帝"、"神仙"的力量，听任命运的摆布。

　　古今中外许多杰出女性都是自强不息的卓越代表。她们的自强、自立、自制、自信等高贵品质，都是从青少年开始刻苦磨练自己性格的结果。作为青少年，女孩子首先要从内心检查一下有没有"灰姑娘情结"，若有并且严重到不求上进，甚至翘首等待白马王子的到来，赶快请心理医生做疏导治疗。若较轻度地存在，要积极适当地进行自我心理调节。

　　首先，要治愈过去的创伤。"灰姑娘情结"也源于女性童年所受到的不良教育与挫折。因此要正视童年的痛苦经历，重建公正的自我评价心理，增强自强意识。

　　其次，要正确认识自己，正视现实，建立自信。有"灰姑娘情结"的女性都自卑，也容易脱离现实。应该制订现实目标，少做脱离实际的空想，进而使奋斗目标实际化了，每前进一步都能看到成功的收获。

　　再次，不要轻信命运是在"神仙"、"上帝"手里掌握。要相信春耕和秋收的道理。人生的路就在自己脚下。

　　有位哲人说，"庸人把全部命运交给了'命运之神'，随波逐流，浑浑噩噩，一事无成；能人把自己命运紧紧地握在手中，崛起奋进，拼搏不息，其乐无穷。"

少年要能赢也能输

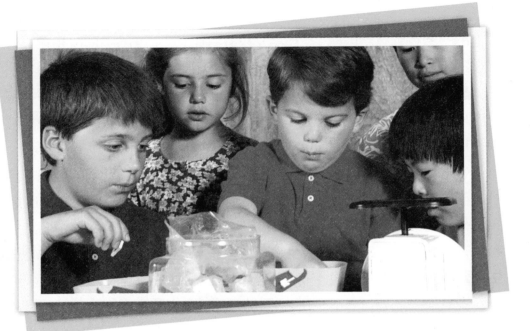

176

　　在青少年教育中，过去不重视孩子的成功与失败的心理成长。如今的教育科学有了新的提示，人的心理素质锻炼，必须从小抓起，尤其是不能让孩子只能经受赢的尊崇，不能经受输的考验。要培养孩子有上进心，有竞争意识，不甘落后，敢为人先的勇气。也要培养孩子既能经得起输，经得起失败，经得起挫折，经得起打击，也能经得起困难的考验。

　　那么，应该如何引导孩子正确的成败心理呢？

　　大人与孩子做游戏时，要掌握好让孩子的输与赢的度及时机。现在，独生子女在家庭缺乏同伴在一起玩耍，很多时候大人便充当了孩子的玩伴，在竞赛游戏中要处理好让孩子输与赢的时机。当我们要培养孩子对某个游戏的兴趣，并已较熟练地掌握了游戏规则时，我们要让孩子输几回，让孩子切身体会到竞赛性的游戏既可能赢，也可能输。既不能让孩子总赢，也不能让孩子总输。如果让孩子总赢，时间长了，孩子就会习惯赢，经不起失败，变得只能赢，不能输了。让孩子总输，孩子就会提不起兴趣，失去了自信。

创造条件让孩子与同伴一起玩。与成人和孩子玩有本质的不同，孩子们在一起玩，有他们自己的游戏规则，输赢都必须遵守规则，如果谁输了要赖，别人就不和他玩了。同伴交往有助于改掉孩子只能赢，不能输的毛病。

利用真实事情或讲故事方式让孩子明白些人间道理：胜败乃兵家常事。俗话说，山外有山楼外楼，强中自有强中手。做竞争性游戏总有人赢，也有人输，胜败乃兵家常事。能赢固然很好，输了也没有关系，关键在于自己有没有尽力。没有尽力，碰到了弱者或别人故意让的情况，赢了也不光彩，更没有值得一提的；只要尽力而为，即使是碰到了强手输了也没关系。认输并不是服输。认输意味着承认自己当时不如别人，但并不意味着甘愿一直不如别人，要分析一下失败的原因，输在何处，以便进一步学习、提高，争取下一次交锋中一定要赢。

教孩子正确区分竞赛性游戏和合作性游戏。竞赛性游戏，如棋类游戏，像打仗一样，要争取胜利，从中培养自己思维的灵活性，以及顽强的意志力；合作游戏，如过家家等角色游戏，像演戏一样，要和大家配合好，不能只顾自己，不管别人，要互相帮助，互相促进，互相学习，互相支持，大家取长补短，才能不断提高。

人生的心理成长需要培养，心理素质的提高也是在生活中不断丰富，不断发展的。从小就能输能赢的人，长大后一定是个大有作为的人。

学会赞美社交广

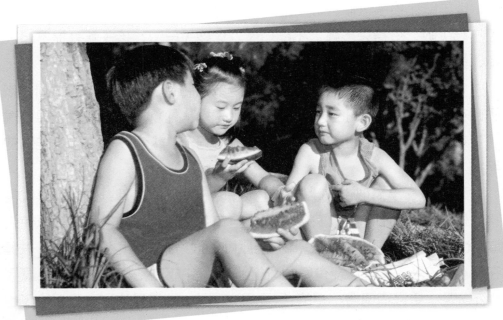

这里所说的赞美，不是溜须拍马，不是阿谀奉承，不是口是心非的恭维，也不是逢场作戏的讨好或迎合……而是说，人在社交中怀着胸怀若谷的大度，无私向上的心态，去赞美对方的一种表现，把自我良好的感觉和被激励的情感，把轻松祥和的交往氛围传给社会，传给时代……

赞美是与人友好相处的一剂良方。恰到好处地运用赞美的人，能激起双方之间的谈话气氛，能拉近彼此之间的心理距离，能为成功奠定情感的基础。当然，这种赞美是通过工作或生活中的细心观察，真诚地道出别人值得赞扬的地方。比如，高尚的品德，独特的经历，深刻的见解，勤奋的毅力，渊博的知识，显著的成绩，执著的精神，高深的爱好，雅致的陈设，漂亮的服饰等等，都是赞美的内容。尽管好话谁都会说，但要说得准确，听起来让人心中愉悦，给人一种新的动力。又不让人听起来是有意吹

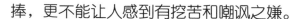

捧，更不能让人感到有挖苦和嘲讽之嫌。

那么如何去赞美别人，不妨从以下方面试试。

一是用心真诚地赞美。真诚而恰如其分地赞美是心灵深处的良知与品德的双重共鸣。以客观事实为基础，发自内心地肯定和赞赏，准确地看到别人的优点和特点，用朴实又形象的语言表达出来，其褒美言辞与心灵美、语言美构成和谐统一，才能产生和增强良好的正向效果。切忌言过其实、夸大其词地歌功颂德。更不可给人曲意逢迎不可信的感觉，让人轻视你的人格，或者怀疑你是否别有用心。

二是要因人而异地赞美。不同的人群有不同的特点，注意找出不同对象的最大优点，最感兴趣的兴奋点。例如，对知识界人士要看重他们的学识和成果；对企业家要为他们的创业史和经济发展而自豪；对老师要为他们桃李满天下而祝贺；对家庭主妇要为治家有方、子女有为而赞赏；对年轻女性要为其貌美漂亮、着装时尚而褒奖；对年纪较小地位较低的人要用勤奋上进、激发向前的语言鼓励其看到希望。

三是从细微之处赞美。对于一些优点不突出，缺点不明显的人要从具体实在的事情入手，注意发现一些微小的优点和进步予以赞扬，表现出对他的欣赏，从而会增强他的自信心和提高他对自身价值的认识。从而感受到人际的温暖，心灵的关怀，得到很大鼓舞和激励。

赞美能使人自信，赞美能像粮食一样给人以营养和动力。但也要警惕，献媚者的赞美可能是糖衣炮弹，让你在沉沦中毁灭。所以要在赞美声中"知己知彼"：知己者会正确对待赞美；知彼者才能正确地运用赞美。只有善于赞美的人，才是用快乐光照人生的雄才。

跟青少年侃"朋友"

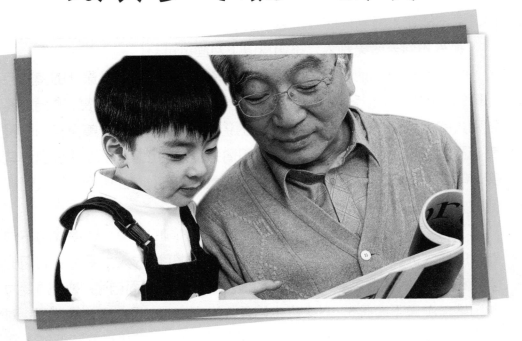

180

　　"千斤难买是朋友，朋友多了路好走……"这首歌词道出了朋友来之不易和朋友的交往作用。"朋友"是多么神圣而又令人崇敬的字眼儿啊！

　　"朋友"标志着平等，意味着团结，表现为友爱，包含着互助。其前提是"平等"。同学间容易成为朋友，是因为学业上的平等；同事间容易成为朋友，是因为职业上的平等；教师要成为学生的朋友，便要在学业上平等；干部要成为下属的朋友，要在政治上平等；父母要成为儿女的朋友，要在家庭中平等。

　　常常听人感叹，"在我们今天的社会上，人与人的关系，是狼与羊的关系"。意思是说，如今有的人与人之间缺乏"平等"，缺乏"真诚"，脱离了"朋友"的范畴。

　　宋代的思想家苏俊把朋友分为四类："道义相砥，过失相规"，谓之

"畏友";"缓急可共，生死可抵"，谓之"密友";"甘言如饴，游戏征逐"，谓之"昵友";"利则相攘，患则相须"，谓之"贼友"。看来，对朋友这个古老的词语，历来就有不同的理解。用现代观点如何理解和对待朋友呢？朋友，有真心实意的，有半心半意的，有三心二意的，也有虚情假意的。要识别真假朋友，然后分别处之。但是，要首先检查一下自己，称一称自己的心，量一量自己的意，是否将大海一样的深情献给知己的朋友。只有志同道合、肝胆相照的情谊才能称为真正的朋友。

近些年来出现一句时髦的话，"没有永久的敌人，也没有永久的朋友"。随着社会活动的变化，有的好友反目为仇，情之愈笃恨之愈烈，甚至把好时不为人知的贴心话也全盘端了出来，改铸成为仇恨的炮弹，在人多广众面前向对方射去，试图将对方置于死地而后快。然而，却没有想到，这恰恰淋漓尽致地表现出一个狭隘自私的自己。谁还愿与这类人再结为真正的朋友？把昨天的朋友变成今天的仇敌，这种人不可交，交之必受其害；把昨天的仇视之人变成今天的密友，此种人应引为挚友。为人处事应该宽宏大量，不是朋友也不必当成仇人。向朋友说一声"珍重!"把昔日的情谊埋在心底作为一段美好的回忆也很有韵味。

在社会生活中，人与人之间交往"1+1"的问题是一个十分难解的课题，一个人再加一个人并不简单地等于二。如果互相信赖、互相鼓励、互相支持，便可以等于三，等于五，等于十；如果互相嫉妒、互相扯皮、互相拆台，也可以等于一，等于零，等于负数。

古语说，"青山不老，绿水长流"，在"路遥知马力"的生活历程中，只有多想为朋友奉献，少向朋友索取的人，才真正地够"朋友"!也会拥有更多更好的"朋友"!

给生命留点空白

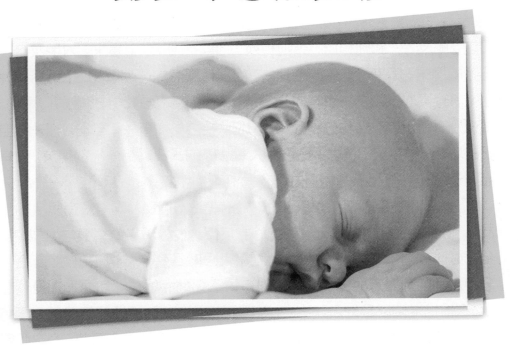

　　天地万物之中最为宝贵的东西就是生命。到科学技术高度发展的21世纪，人类还没有发现太阳系其他行星上存在着生命。生命在地球上经过化学进化和生命进化足有30多亿年，人类进化也有100万年了。

　　人体是由100万亿个细胞组成的"大生命"，每个细胞又是一个"小生命"。每天约有7000亿个老旧细胞衰亡，同时又有7000亿个新细胞诞生，这是最理想的代谢平衡状态。如果新生的少了，衰亡的多了，预示着机体老化了。如果人体细胞经常处于紧张状态，就会加速新陈代谢速度，进而也加速细胞的衰老，这就是人体不可缺少休息的重要原因。睡眠就是"小生命"自行修复的宝贵时间，从而"大生命"也就感到精力充沛了。

　　然而，我们生活在世俗当中，面对着尘世的一切烦扰和纷争而忙碌，演出一幕幕人间的悲喜剧，而无暇静下来看一看日出或日落；无暇望一

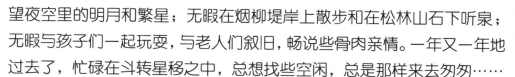

望夜空里的明月和繁星；无暇在烟柳堤岸上散步和在松林山石下听泉；无暇与孩子们一起玩耍，与老人们叙旧，畅说些骨肉亲情。一年又一年地过去了，忙碌在斗转星移之中，总想找些空闲，总是那样来去匆匆……

那么，人们都在忙些什么呢？不外乎家里忙，外头忙；忙票子、忙房子、忙孩子、忙仕途……

现代人到底需不需要点"空白"？从生命的生理活动角度来看，是特别需要的。

古人曾说过，"弓要有张有弛；人要有劳有逸。"不管是脑力劳动者还是体力劳动者，连续工作一定时间后，都应休息一下。休息的方式多种多样，就是为身体创造个轻松快乐的环境。过度紧张不仅会过度疲劳，使体质下降，还会降低工作效率。疲劳是人体健康的第三状态，时间久了就会转为疾病状态。健康长寿就受到了冲击。

人们欣赏艺术作品也是一样。画留三分空，书法留"飞白"。其空白之处却有气韵流注、上下贯通的格调。人的生命也要设计得艺术些，要千方百计地摒弃外来干扰，平心静气地坐下来，喝一杯茶，听一支曲，读一本书，洗一洗心灵的蒙尘，让生命在轻闲中得到小息，使心灵变得纯净。生活不仅是一门科学，也是一门艺术，"空白"是艺术的境界，也应该是生命的境界。给生命一点清闲，让生命自由一些吧！

青少年要懂得爱的回报

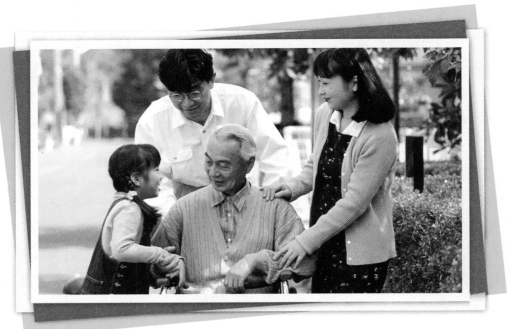

　　独生子女的天地里获得的亲情爱戴太多了，方方面面投来的都是关爱，但最直接最火热的还是来自父母的爱。有的父母恨不得把一切爱都给孩子，好多母爱达到了奢侈的程度，甚至不知道该怎么爱好了。孩子得到的关爱过多，就不知道珍惜了，往往把一些很珍贵难得的爱不屑一顾。至于爱的回报是从来都没去思考过……

　　对于父母长辈爱的过度，应该调整，适当节制，这是大人的事情。对于青少年自己应该如何对待这些奢侈的爱尤为重要。一位成熟的青少年要冷静选择，适当劝解长辈："我已经是大孩子了，许多事情最好让我自己去做，也好从中受到锻炼，得到提高，将来的自制能力能增强。经过自己的努力知道做好任何事情都不容易，也会懂得你们的艰难，也会增进我爱的回报意识。"这句话本身就标志着孩子长大了，成熟了……

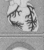

其实，生活中遇到过许多不懂事孩子无意中办些傻事。曾有一位中年女教师，她哭述着讲了一件让人难以同情的事儿。她说，我儿子今年19岁，这些年来，儿子就是我心中的唯一。我们全家人的心必须都为了儿子，哪位稍有怠慢我都不能容忍。好吃的给儿子，别人谁也不准动；好用的给儿子，别人谁也不能拿；儿子说要啥，没钱借钱也得买……考上大学还是放心不下。可是，这一次我受到了深刻教育。那天，我感冒发高烧，他放学时，我让他去给买点药，他急急忙忙吃光了一碗剩饭说，"我跟同学有事，没空给你买药。我走了！"不仅没给买药，连问候一声都没有，至于倒杯水，让吃点饭，似乎根本没去想……

爱的回报意识应该从小培养，从小薰陶。懂事的孩子也有个发展过程。三字经里讲"融四岁，能让梨"，鲁国孔融4岁就知道友爱敬让，把梨先让给别人吃，至于孝敬长辈更不在话下了。

再说一个让妈妈心寒的例子。有位高智商青年以优异的成绩考入北京某名牌大学，就是因为从小被父母娇惯长大，真是衣来伸手，饭来张口。所有的生活事情都是由母亲打理。上大学后，起床穿啥袜子、衬衣、鞋子打电话问妈妈；进食堂买啥吃、买多少也打电话问妈妈；连上课坐哪里都打电话问妈妈……一个月下来光电话费就花了两千多元。然而，他妈妈不放心，进京去看他，坐了一天一夜火车又饿又困，见到他本以为孩子能问句温暖，可是他根本没理睬，反而问，"给我带啥好吃的啦？"这提醒那些可怜的母亲，不要过于溺爱，过激的爱是伤人的。

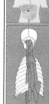

学会关心别人，懂得爱的回报是青少年在成长中重要一课，只有关心别人才能受人尊重，也能得到受人关心的愉快。青少年能从理智上强化关心别人的行为，是道德情操高尚的表现，也是自身价值的提高过程，还是赢得人们良好口碑的举动，更是标志自己成熟的尺度。

图书在版编目（ＣＩＰ）数据

人体的奥秘/高殿举主编.—长春：吉林出版集团股份有限公司，2009.3
（全新知识大搜索）
ISBN 978-7-80762-607-7

Ⅰ．人… Ⅱ.高… Ⅲ.人体－青少年读物 Ⅳ.R32-49

中国版本图书馆 CIP 数据核字（2009）第 027869 号

主　编：高殿举
编　委：于凤翘　袁尧舜　赵伟宏　赖亚辉　杨文珍

人体的奥秘

策　　划：曹恒　责任编辑：息望　付乐
装帧设计：艾冰　责任校对：孙乐
出版发行：吉林出版集团股份有限公司
印刷：河北锐文印刷有限公司
版次：2009 年 4 月第 1 版　印次：2018 年 5 月第 14 次印刷
开本：787mm × 1092mm 1/16　印张：12　字数：120 千
书号：ISBN 978-7-80762-607-7 定价：32.50 元
社址：长春市人民大街 4646 号　邮编：130021
电话：0431-85618717　传真：0431-85618721
电子邮箱：tuzi8818@126.com

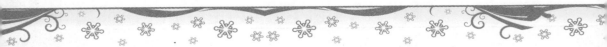